SHRUTIKA VIKHE

Aegle Marmelos : Uma árvore medicinal

SHRUTIKA VIKHE

Aegle Marmelos : Uma árvore medicinal

Uma literatura sobre a planta medicinal de Aegle Marmelos (Bael)

ScienciaScripts

ÍNDICE DE CONTEÚDOS

RESUMO

O Aegle marmelos é considerado como a planta mais sacrossanta ou celestial que se desenvolve nas laterais dos santuários hindus. Esta planta é dedicada ao Mestre Shiva e é igualmente aceite que o Governante Shiva habita debaixo da árvore Bael. Para além disso, a planta está relacionada com um extraordinário valor restaurador cuja representação restauradora é igualmente referenciada na antiga composição como Vedas, Puranas, Charaka Samhita e Brihat Samhita e foi adicionalmente retratada nas telas das grutas de Ajanta. Todos os aspectos da planta Bael são utilizados para tratar diferentes doenças. Na Ayurveda, a planta é utilizada na estrutura Panchang para tratar intestinos soltos, diarreia e úlcera. Nas lendas, as partes da planta são utilizadas para tratar diabetes, doenças de pele e febre tifoide, recuperação de feridas, úlcera, dor de estômago, iterícia, tensão alta, febre da selva, crescimento maligno e diferentes doenças. O produto da planta é comestível e transmite um extraordinário valor restaurador como resultado da presença de nutrientes, minerais e diferentes reforços celulares. O puré do produto biológico é perfumado, doce, laranja claro e resinoso. O puré de produto orgânico não maduro da planta é utilizado para preparar murabba, pudim e sumo. A planta está relacionada com utilizações etnomedicinais e tem diferentes propriedades restauradoras e farmacológicas, incluindo reforço celular, hostil ao diabético, medicamento para alergias, radio-defensivo, antiulceroso, anticancerígeno, cardio-defensivo, antidiarreico, antibacteriano, antimicrobiano, hepatoprotector, calmante e antiviral. Neste artigo de auditoria, foram feitos esforços para resumir a perspetiva fitoquímica, etnomedicinal, ayurvédica e farmacológica da planta Bael.

Palavras-chave: Bael, Aegle marmelos, Ayurveda, Visão popular, Actividades farmacológicas

INTRODUÇÃO

Aegle marmelos é geralmente conhecido como Bael, maçã brilhante bilva, marmelo indiano e maçã de caroço[1]. A. marmelos (árvore Bael) (Figura 1) tem um lugar na família dos citrinos Rutaceae [2] . É a colheita de produtos orgânicos nativos mais crítica e subutilizada da Índia. Esta planta tem um elevado valor económico e é conhecida na Índia desde 800 a.C., de acordo com relatos autênticos. Em 1629 d.C., o viajante budista chinês Hiuen Tsiang viu igualmente a presença da árvore Bael durante a sua visita à Índia [3] . De acordo com a cultura hindu, a planta é considerada uma árvore sagrada que se desenvolve nos lados dos santuários hindus, uma vez que a planta é dedicada ao governante Shiva. As folhas trifoliadas da planta são utilizadas nos pedidos do Mestre Shiva e Parvati, pelo que a planta é adicionalmente conhecida pelo nome de Shivaduma. É igualmente aceite que o Mestre Shiva habita debaixo da árvore Bael. Para além disso, a planta transmite um extraordinário valor restaurador e a sua representação terapêutica é igualmente referenciada nos Vedas (Yajurveda), Puranas e foi também retratada nas telas das Cavernas de Ajanta [4] . Os produtos naturais de Bael eram conhecidos desde a época do Ramayana e a árvore era considerada como estando presente nas encostas de Panchvati e Chitrakuta. As propriedades restauradoras do produto da árvore Bael são adicionalmente retratadas na antiga composição Brihat Samhita e Charka Samhita [5] . De acordo com antigas convicções, a árvore de Bael funciona como uma planta marcadora para seguir a água subterrânea. Cada uma das partes da planta, por exemplo, a raiz, a folha, o tronco, a semente e os produtos naturais têm propriedades terapêuticas diferentes e são utilizados para tratar uma variedade de doenças. O produto desta planta é saboroso e é maioritariamente utilizado para fins restauradores, uma vez que é uma fonte rica em nutrientes, minerais e reforços celulares [6] . Também funciona como um purificador do ambiente que retém os gases tóxicos do clima e os torna inactivos ou imparciais [7] . A planta está relacionada com diferentes misturas bioactivas. Os constituintes fitoquímicos vitalmente dinâmicos desligados do produto natural um pedaço da planta incorporam marmelosina (ajuda a aliviar com doenças tolerantes), psoraleno, luvangetina, taninos e marmina [8,9]. Na Ayurveda, cada uma das partes é utilizada como 'Panchang' para corrigir doenças como a soltura dos intestinos, diarréia e úlcera. A planta é adicionalmente utilizada para tratar doenças como asma, fissuras, fragilidade e articulações dilatadas, remendo de feridas, diabetes, tensão arterial elevada, iterícia, as corridas, inconvenientes mentais tifoides durante a gravidez, dores de estômago, doenças, febre da selva e distúrbios gastroduodenais[10-13]. Além disso, os extratos da planta estão relacionados com propriedades farmacológicas como inimigo do diabético, antiulceroso, reforço celular, hostil à hiperlipidemia, anticancerígeno, antipirético, radio-defensivo, analgésico, calmante e contra a espermatogénese[14-18]. Os nomes vernáculos e a disposição taxonómica da planta Bael são apresentados nos quadros 1 e 2.

Quadro 1: Nomes vernáculos de Bael Patra

Hindi	Bel, Beli, Belgiri, Baelputri, sirphal, kooralam
sânscrito	Bilva, Shivadruma, Shivaphala, Vilva
Inglês	Maçã dourada, fruta Bael, Bael indiano, fruta sagrada, marmelo indiano, elefante maçã, maçã com caroço
urdu	Bel, Bel kham
Himachal Pradesh	Bil
Bengala	Bael
Karnataka	Bilpatra, kumbala, malura
Andhra Pradesh	Maredu
Kerala	Kuvalum
Assamês, Marati	Bel
Gujrati	Bilivaohal, Bili
Malayalam	Marredy
Oriya	Belo
Tamil	Vilva marum
Telugu	Bilva pandu
birmanês	Opesheet, ohshit
francês	Bel indien, cognassier du, Bengale, oranger du Malabar
alemão	Belbaum, Schleimapfelbaum, Baelbaum
Português	Marmelo [19-23]

Quadro 2: Classificação taxonómica de Aegle marmelos

Classificação taxonómica	Táxon
Reino Unido	Plantas
Divisão	Magnoliophyta
Classe	Magnoliopsida
Encomendar	Sapindales
Família	Rutáceas
Subfamília	Aurantioideae
Género	Égide
Espécies	A. marmelos
Nome comum	Bael Patra, Bael

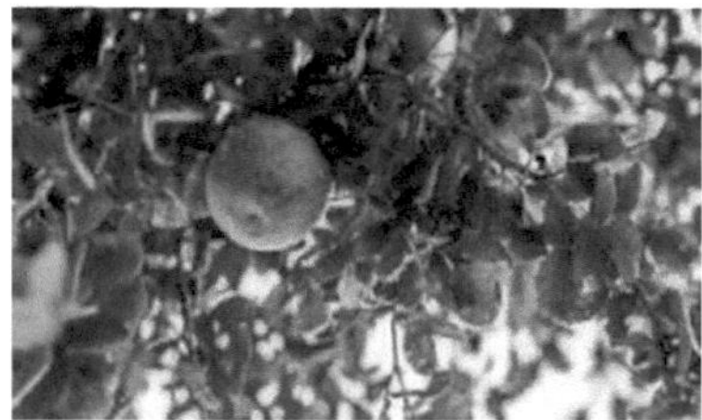

FIGURA 1: Aegle marmelos (árvore de Bael)

DESCRIÇÃO BOTÂNICA DE A. MARMELOS

O Aegle marmelos é uma árvore espinhosa, de desenvolvimento lento e de tamanho médio, pertencente à família Rutaceae. A planta cresce até ao nível de 12-15 m e tem 90-120 cm de tamanho. O compartimento de armazenamento é curto, espesso, delicado, de casca lascada com ramos espinhosos que se espalham. Os espigões presentes são longos, afiados e cubos. [24]

Folhas

As folhas de A. marmelos são substitutas, trifoliadas, perfumadas, caducas, simples ou compostas, e contêm 3 a 5 folíolos ovais, pontiagudos e pouco profundos, com dentes finos, com 4-10 cm de comprimento e 2-5 cm de largura, sendo que o terminal tem um pecíolo longo e o paralelo não tem pecíolo. As folhas são compostas por 3 a 5 folíolos. O pecíolo da folha é longo e glabro. As folhas maduras têm um odor desagradável quando feridas[25,26].

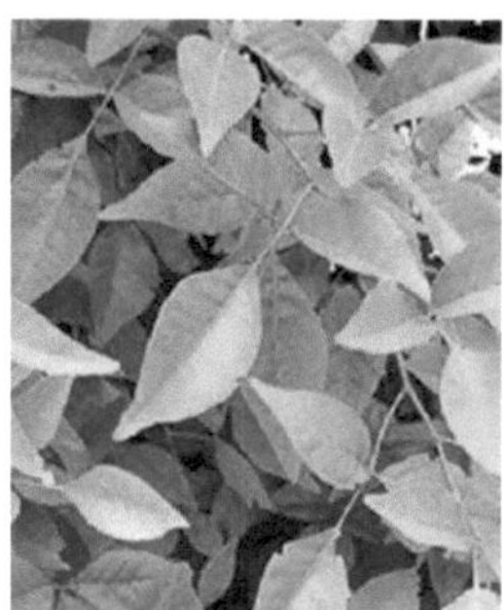

Flor

As flores são perfumadas, com 2 cm de largura, erectas, seguidas, de cheiro agradável e enquadram um cacho de cerca de 4 a 7 flores, com 4 a 5 pétalas carnudas recurvadas, amareladas por dentro e esverdeadas por fora, com pelo menos 50 estames esverdeados. O cálice é raso com cinco dentes curtos e expansivos, capitado, o ovário envergonhado é ovoide alongado e tem um estilo curto e espesso, algo apertado[27].

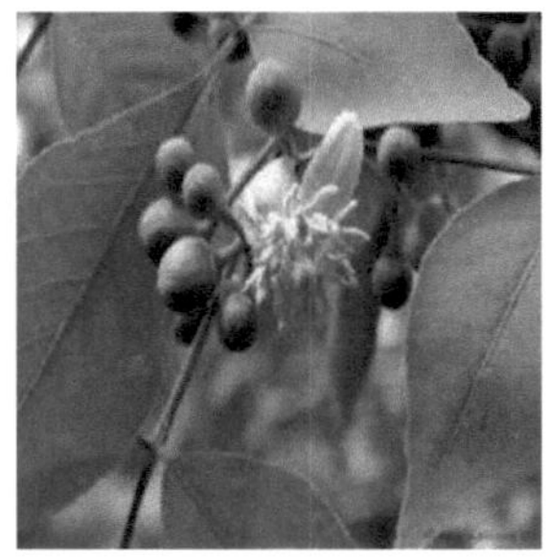

Fruta

Os produtos biológicos são redondos, cheirosos, laranja claro, ovais, elípticos, piriformes, com uma dimensão de 5-20 cm e contêm uma casca lenhosa dura e lisa, por exemplo o pericarpo. Nas fases iniciais, o exterior é delicado, com paredes cor de laranja escuras disponíveis no interior do produto natural. O produto natural é resinoso, doce, perfumado, laranja claro e adstringente. Devido à maturação lenta, o produto biológico pode necessitar de 1 ano para atingir a maturação completa[28].

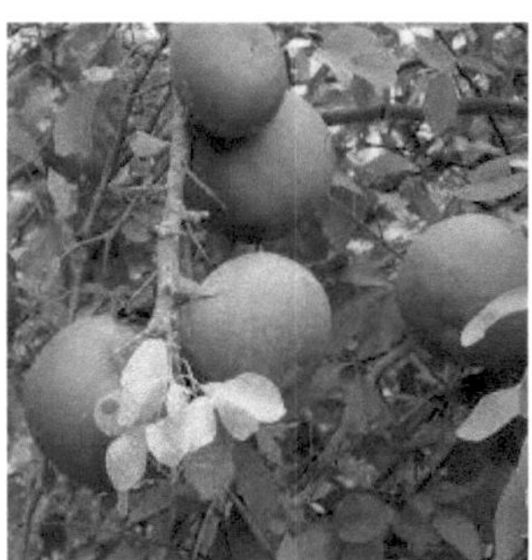

Semente

As sementes são eriçadas, de forma elíptica nivelada, que difere de 10-50, implantadas na mistura de um produto do solo dentro de 2-3 meses. A semente é envolvida por um saco de adesivo pegajoso e simples que endurece após a secagem. Uma grande parte das sementes é cortada durante o ciclo de melhoramento. A testa é branca[29,30].

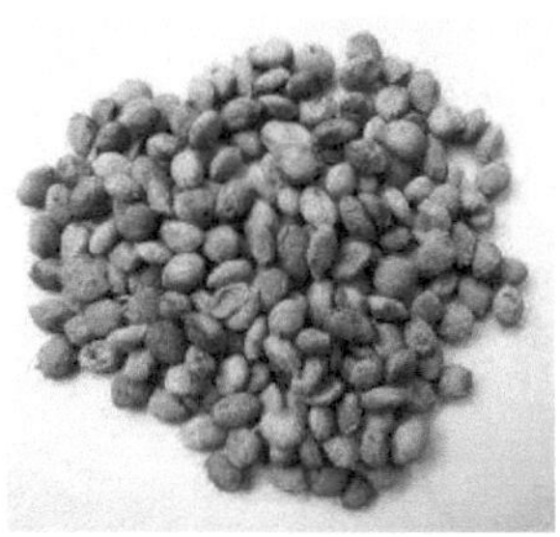

Distribuição geográfica de A. marmelos

Acredita-se que o A. marmelos tenha começado nos Ghats Orientais e na Índia Focal. É um tipo local do subcontinente indiano e do sudeste asiático e é cultivado em regiões tropicais e subtropicais. A planta é cultivada nas zonas mais baixas dos Himalaias até uma altura de 500 metros e é melhor cultivada em bosques secos, de folha caduca e dipterocarpados secos e no solo da Índia. Foi considerado que a planta requer um solo muito empobrecido de pH 5-8, mas a partir de diferentes exames e relatórios de produtores, verificou-se que a planta pode igualmente desenvolver-se em solos pedregosos, solúveis, pedregosos e pouco profundos[31]. A planta é principalmente localizada no Norte da Índia. A planta é transportada através de Myanmar, Bangladesh, Tailândia, Birmânia, Ceilão, Indochina, Sri Lanka, Vietname, Paquistão, Filipinas, Camboja, Malásia, Java, Egipto, Suriname, Trindade, Florida e Península Indiana[32]. De acordo com exames verificáveis, a planta Bael ocorre na Índia desde 800 a.C. Na Índia, a planta está disseminada em Uttaranchal, Jharkhand, Deccan Level, Uttar Pradesh, Bihar, Chhattisgarh e Madhya Pradesh e ao longo das regiões inferiores dos Himalaias e da costa oriental[33]. A planta é bem conhecida pelas suas espécies de produtos orgânicos na Índia e no Sri Lanka e pode preencher solos excecionalmente extremos onde outras plantas não conseguem sobreviver[34].

Constituintes fitoquímicos de A. marmelos

Os constituintes químicos isolados das diferentes partes da planta são descritos abaixo. As estruturas químicas de alguns dos principais fitoquímicos são apresentadas nas Figuras 2 e 3.

FIGURA 3

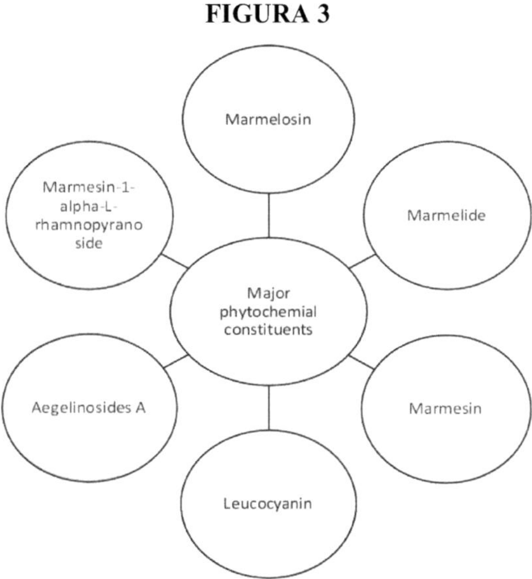

FIGURA 3 : Estruturas químicas de alguns dos principais fitoquímicos da planta Aegle marmelos.

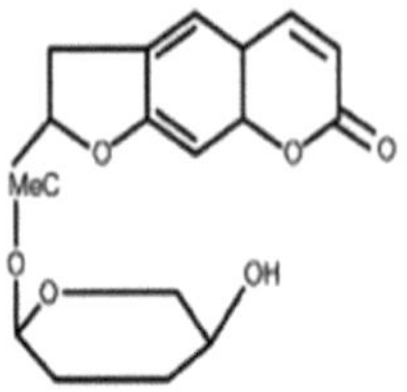

Marmesin-1-alpha-L-
rhamnopyranoside

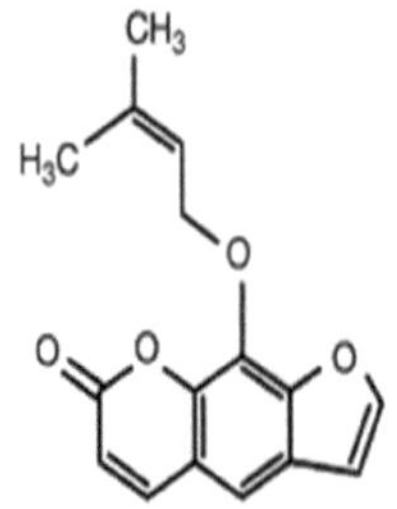

Marmelosin

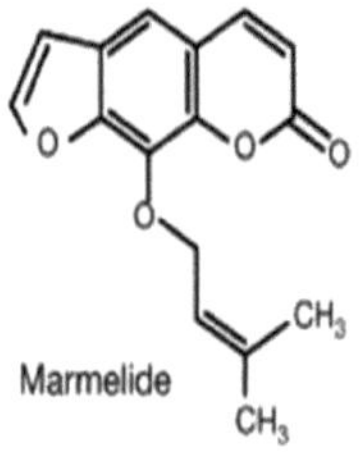

Marmelide

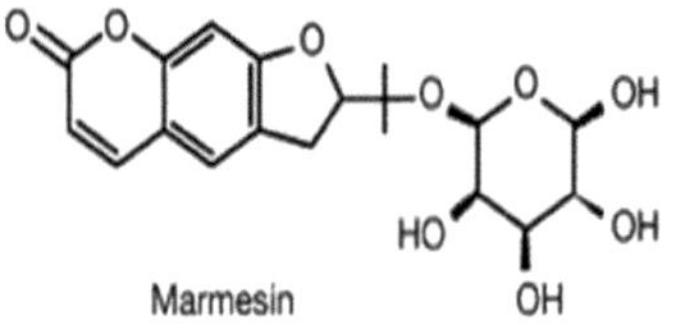

Marmesin

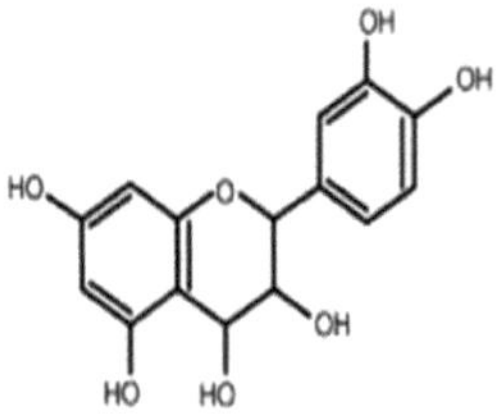

Leucocyanin

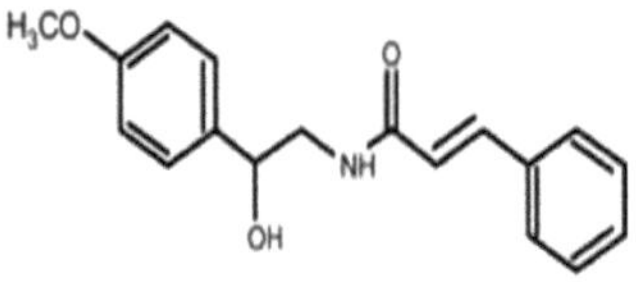

Aegelinosides A

A. Fruta

A parte normal do artigo contém combinações bioactivas, açúcares, minerais, suplementos, cumarinas, ácidos fenólicos alcalóides, flavonóides, ácidos regulares, misturas temperamentais e gorduras insaturadas. A planta Aegle marmelos é uma fonte rica de vários melhoramentos, incluindo açúcares (31,80 g/100 g) fios (2,90 g/100 g), minerais (1,70 g/100 g), gorduras (0,39 g/100 g) e suplementos, por exemplo, vitamina A (0.05 mg/100 g), vitamina B2 (1,20 mg/100 g), corrosivo L-ascórbico (8,0 mg/100 g), riboflavina (0,03 mg/100 g), tiamina (0,13 mg/100 g) e beta-caroteno (55,0 mg/100 g)[35].

B. Cumarinas

As cumarinas retiradas do artigo regular de alguma parte da planta integram a 6-
(2-hidroxi-3-hidroximetil-3-butenil)-7-hidroxicumarina, a 6formilumbiliferona, a
6-(4-acetoxi-3-metil-2-butenil)-7-hidroxil cumarina, o 8-hidroxismirindiol,8-[(3-
metil-2-oxo-3buten-1-il)oxi]-7H-furo[3,2- g]benzopirano-2-ona, isofraxidina,
isogosferol, aloimperatorina, decursinol, desmetilsuberosina, marmelosina,
isofelodenol C, psoraleno, marmelonina, umbeliferona, escoparona,
escopoletina, xantotoxina, xantoarnol e xantotoxol [36-41]

C. Ácidos fenólicos e flavonóides

Os ácidos fenólicos e os flavonóides extraídos da parte do fruto incluem o ácido
elágico, a quercetina, o ácido clorogénico, o ácido gálico, o ácido ferúlico, o
kaempferol e o ácido protocatecuico[42].

D. Alcalóides

Os alcalóides isolados da parte do fruto incluem aegelenina, aegelina,
marmelina, marmesilina, O-(3,3-dimetilalil) halofordinol e O-metilhalfordinol
[43].

E. Compostos voláteis

Inclui 1,8-cineol, 3,5-octadieno-2-ona, acetoína, (E)- 2octenal, €-6,10- dimetil-
5,9-undecadien-2-ona, (E, E)- 2-4hepadoenal, carvona, citral, derivação do ácido
carvilacético, citronelal, óxido de cariofileno dehidro-p-cimeno, eugenol,
hexanal, hexadecano, beta-ionona, óxido de humuleno, óxido de linalol,
limoneno, p-cimeno, verbenona, trans-p-mentha-2,8-dienol, alfa-humuleno,
beta-cubebeno, beta-phellandrene e acetato de isoamilo[44].

Hidratos de carbono

Arabinose, frutose, galactose, sacarose e glucose

Ácidos orgânicos

Ácido málico, ácido tartárico e ácido oxálico

Vitaminas

Riboflavina e ácido ascórbico[45]

F. Folhas

Os constituintes químicos extraídos da parte da folha incluem cumarinas (mermenol e praeltin), O-(3,3-dimetil) halofordinol, N-4-metoxiestiril cinamida, N-2-metoxi-2- [4(3',3'-dimetil aliloxi) fenil] etil cinamida.

G. Casca

As cumarinas incluem o aegelinol, a mermesina, a marmesina e a umbeliferona e os alcalóides incluem a skimmianina e a gamafagarina[46-51].

H. Raiz

Os constituintes sintéticos retirados das partes da raiz incluem alcalóides que incluem a disctamina, a haplopina, a tembamida, a gama-fagarina e a tembamida e as cumarinas incluem o aegelinol, a marmesina, a marmina, a escopoletina, a umbeliferona e a xantotoxina[52-54].

Propriedades terapêuticas e farmacológicas relatadas

As diferentes propriedades curativas e farmacológicas da planta A. marmelos são demonstradas por diferentes estudos clínicos e experimentais. Uma parte das investigações reveladas sobre a planta é brevemente examinada a seguir. O quadro 4 apresenta as linhas gerais dos exercícios farmacológicos da planta A. marmelos.

A. Atividade antioxidante

O concentrado metanólico e etanólico do mosto do produto orgânico da planta A. marmelos foi experimentado para o movimento de reforço celular num modelo de roedor pela técnica revolucionária de ruminação DPPH, exame de pesquisa de óxido nítrico, medida de potência decrescente, exame de pesquisa extremista H2O2, teste revolucionário de ruminação ABTS e ensaio de ruminação extremista de superóxido[55].

O impedimento extremo livre foi observado pelo concentrado metanólico e etanólico da planta que mostrou um grande movimento de agente de prevenção do cancro da planta. O movimento inibitório do produto natural não maduro é maior do que o do fruto desenvolvido[56].

B. Atividade antimicrobiana

O éter de petróleo, o etanol e o concentrado fluido das folhas da planta A. marmelos foram testados quanto à sua ação antimicrobiana utilizando a estratégia de disseminação de poços de ágar. Verificou-se que os concentrados apresentaram resultados bem sucedidos contra
E. coli, Streptococcus pneumonia, Salmonella typhi, Proteus vulgaris e Klebsiella pneumonia. Verificou-se igualmente que o éter de petróleo e o concentrado fluido mostraram movimento antimicrobiano contra Fusarium oxysporum, enquanto o extrato etanólico mostrou ação contra Penicillium chrysogenum [57].

C. Atividade antifúngica

O concentrado etanólico da raiz mostrou uma ação antifúngica contra A. disinfecta e T. mentagrophytes[58]. A pomada medicinal segregada das folhas da planta Bael mostrou uma ação antifúngica contra Trichophyton mentagrophytes, T. rubrum, Microsporum gypseum, Histoplasma capsulatum, A. flavus, M.treat e Aspergillus niger[59].

D. Atividade antidiabética

Todos os concentrados de folhas de A. marmelos foram explorados quanto ao movimento hipoglicémico contra diferentes modelos de criaturas. O concentrado fluido e alcoólico da parte do produto orgânico mostrou um movimento de hiperglicemia contra coelhos na medida de 500 mg/kg de peso corporal[60,61]. O concentrado de produto natural da planta mostrou impactos defensivos nos tecidos pancreáticos em ratos diabéticos[62].

E. Atividade anti-proliferativa

Os concentrados etanólicos da planta foram contabilizados para mostrar impactos antiproliferativos contra diferentes linhas de células cancerígenas humanas. As células são deixadas a encher durante 24 horas numa incubadora de dióxido de carbono. O extrato da planta foi adicionado após o desenvolvimento total das células e incubado durante 48 horas. Verificou-se que o concentrado restringe a expansão in vitro de linhas de células de crescimento humano, incluindo as linhas de células leucémicas K562, jurkat linfoide T, Raji linfoide, HEL eritroleucémica, melanoma Colo 38 e doença do peito MCF e MDA-MB-231[63].

F. Atividade citoprotectora

Para reconhecer o movimento citoprotector da planta A. marmelos, a análise foi efectuada em Cyprinus carpio ou em peixes de água doce. Os peixes experimentais foram submetidos à centralização solar de partículas metálicas durante 1, 8, 16 e 32 dias. Posteriormente, estes peixes foram tratados com pó grosseiro da planta A. marmelos a uma dose de 500 mg/kg. Os resultados mostraram o ajustamento da camada plasmática e a regulação da estrutura dos catalisadores do agente de prevenção do cancro, tendo consequentemente mostrado atividade cardioprotectora[64].

G. Atividade hepatoprotectora

O concentrado alcoólico das folhas da planta A. marmelos foi experimentado para o movimento hepatoprotector contra o modelo de roedor de pele clara. Os roedores foram infundidos (via intra-peritoneal) com suspensão bacteriana a uma medida de 5*106 CFU/0,1 ml. Em seguida, o modelo de criatura foi tratado com o concentrado alcoólico da planta durante 15 dias. A partir desse momento, o roedor de pele clara absteve-se durante 12 horas e foi-lhe administrada uma sedação suave com clorofórmio. O licor etílico a 30% separado foi controlado para roedores de pele clara de forma consistente durante 40 dias e depois tratado com o pó de folhas da planta durante os 21 dias seguintes. O impacto hepatoprotector da folha de A. marmelos foi observado no modelo exploratório[65].

H. Atividade antifertilidade

O concentrado metanólico das folhas da planta A. marmelos foi explorado quanto ao movimento antifertilidade no modelo do roedor macho. Verificou-se que o metanólico separado nas medições de 200, 400 e 600 mg/kg mostrou uma diminuição estranha no esperma, incluindo a redução na motilidade do esperma e, além disso, influencia a forma sexual de comportamento e a concentração de esperma epididimal[66].

I. Atividade anticancerígena

O extrato da planta foi testado quanto à ação anticancerígena contra linhas de células cancerígenas utilizando a medida do ovo de mariposa, o exame de letalidade do camarão de água salgada e a técnica de teste MTT. O extrato da planta mostrou impactos prejudiciais contra todos os ensaios utilizados[67]. Jagetia G.C. et al também revelaram que o concentrado hidroalcoólico das folhas apresenta impactos anticancerígenos no carcinoma de ascite de Ehrlich e sugeriram que o alistamento da apoptose pode ser devido à presença de skimmianine no extrato da planta[68].

J. Atividade analgésica

O concentrado metanólico das folhas da planta Bael foi testado para o movimento de alívio da dor utilizando o teste de contorção e submersão da cauda no modelo de ratinho numa dose de 200 mg/kg. Os resultados mostraram uma enorme ação de alívio da dor da planta[69].

K. Atividade antiviral

O extrato hidroalcoólico do fruto da planta Bael mostrou uma atividade antiviral significativa quando testado contra o vírus da doença de Ranikhet[70].

L. Atividade antiulcerosa

O plano poli-herbáceo preparado a partir da parte da folha de A. marmelos, do rizoma de Glycyrrhiza glabra (200 mg), da parte da raiz de Hemidesmus indicus e da parte do produto natural de Cuminum cyminum foi examinado quanto à ação antiulcerosa contra o modelo de úlcera gástrica actuada por etanol em roedores Wistar. A organização oral do detalhe poli-herbáceo na dose de 500 mg/kg produz uma contenção moderada das feridas gástricas no modelo de roedores relativamente à organização padrão de 20 mg/kg de omeprazol. Verificou-se que o plano poli-herbáceo pode ser útil para tratar úlceras gástricas extremas e produz um resultado não nocivo a uma concentração elevada[71].

M. Atividade anti-artrite

O concentrado metanólico das folhas da planta de Bael mostrou ser hostil ao movimento da dor articular contra a dor articular provocada pelo colagénio em roedores Wistar de pele clara. Foi observada uma diminuição crítica das alterações histopatológicas e radiológicas no modelo experimental de roedores após o seu tratamento com o concentrado metanólico da planta[72].

N. Atividade contrátil

O concentrado alcoólico das folhas da planta Bael foi testado quanto à ação contrátil contra o íleo separado da cobaia e a cadeia traqueal devido à sua utilização no tratamento da asma e problemas relacionados. Verificou-se que o concentrado alcoólico em medições de 1 mg/ml e 2 mg/ml mostrou um desenrolar crítico do íleo de cobaia e da cadeia traqueal como resultado da redução dos receptores H1[73].

O. Atividade imunossupressora

O concentrado metanólico do produto natural foi explorado para a ação imunossupressora contra roedores Wistar de pele clara utilizando o exame de leeway de carbono e o teste de fixação de neutrófilos. Foi detectado que o concentrado na dose de 500 mg/kg mostrou um movimento imunomodulador contra o modelo de roedor, expandindo o desenvolvimento de aderência de neutrófilos e arquivo fagocítico no ensaio de leeway de carbono[74].

P. Atividade de cicatrização de feridas

O impacto do concentrado metanólico do bálsamo da semente e da infusão da planta Bael foi investigado contra o modelo de extração torcido em roedores Wistar machos. O tratamento foi aplicado sobre a lesão até ao fim da sua recuperação e estimado em 0, 4, 8, 12, 16 e 20 dias após a lesão[75]. Os resultados mostraram uma taxa de reparação mais rápida e um ritmo mais elevado de contração das feridas quando comparados com o teste de controlo. A expansão da rigidez no modelo do ponto de entrada mostrou o sistema de recuperação do extrato da planta[76].

Q. Atividade antimalárica

O concentrado de raiz da planta foi testado contra o parasita Plasmodium falciparum (K1, seguro para várias drogas) utilizando o método de Trager e Jensen[77]. A estratégia de radioisótopo de cultura em miniatura foi utilizada para avaliar a ação antimalárica da planta. Os resultados mostraram um poderoso movimento antimalárico contra o parasita[78].

R. Atividade anti-stress e adaptogénica

O concentrado aquoso da planta foi analisado em termos de hostilidade ao movimento de empurrar e adaptogénico contra roedores de pele clara de ambos os sexos, utilizando o teste de perseverança de natação ou o teste de capacidade motora pós-natação, o teste de perseverança de natação e o teste de natação com restrições. O concentrado, quando exposto a um modelo de natação limitado para o movimento adaptogénico, não mostrou um aumento do colesterol sérico e do nível de substâncias gordas no soro, mas o aumento não foi suportado nos encontros seguintes. Além disso, o concentrado aumenta o tempo de perseverança na natação e pode igualmente limitar a expansão do nível destes marcadores durante o stress[79].

S. Atividade anti-hiperlipidémica

Os concentrados fluidos das sementes e dos produtos orgânicos foram experimentados para o movimento hiperlipidémico contra o modelo de roedor de pele clara na dose de 125 e 250 mg/kg. A organização oral do concentrado aquoso diminui fundamentalmente o perfil lipídico dos tecidos e do soro[80].

T. Atividade de radioprotecção

O concentrado hidro-alcoólico do produto da planta Bael foi pensado para a ação radio-defensiva em contraste com o modelo de ratinhos suíços de pele clara que foi apresentado a algumas doses de radiação gama. O concentrado foi administrado por via intra-peritoneal durante 5 dias nas doses de 5, 10, 15, 20 e

40 mg/kg antes da exposição a radiações gama de 10 Gy 60 Co. A segurança mais extrema foi registada após os 30 dias de pós-radiação e verificou-se adicionalmente que as medições de 15 mg/kg do concentrado proporcionam a taxa de resistência mais notável[81].

U. Atividade antidepressiva e ansiolítica

O extrato metanólico das folhas da planta Bael mostrou atividade antidepressiva

e ansiolítica contra o modelo dos ratos[82]·

Vista tradicional e moderna da planta Aegle marmelos Vista ayurvédica

marmelos é reconhecida como a principal planta da medicina restauradora ayurvédica

estrutura. Ajusta o dosha Kapha (parte da água e da terra) e Vata (parte do espaço e do ar). O produto desta planta é utilizado de forma restauradora no quadro terapêutico Ayurvédico, Siddha e Unani e é visto como uma solução brilhante para a diarreia[83]. As propriedades restauradoras da planta são momentaneamente descritas no Charaka Samhita[84]. Cada um dos pedaços da planta, por exemplo, tronco, folha, semente e produto orgânico são utilizados para tratar diferentes tipos de doenças[85]. As folhas da planta transmitem propriedades expectorantes, adstringentes e febrífugas que ajudam no tratamento de problemas de drenagem, edema, hemorróidas e objecções intestinais. Na Ayurveda, os alicerces da planta são regularmente utilizados como um fixador significativo no medicamento ayurvédico denominado "Dashamoola", que é utilizado para tratar a soltura dos intestinos, a colite, as corrimentos, os peidos, a perda de apetite e a febre desde tempos antigos. Os produtos da planta são utilizados no fabrico de Chyavanprash. O produto natural não maduro na Ayurveda é utilizado como tónico para o coração e o cérebro e é utilizado para tratar as constantes corridas e disenteria[86]. As cascas da árvore e as bases subjacentes da planta aliviam os problemas urinários e a palpitação do coração[87]. O sumo de A. marmelos ajuda a desenvolver o processamento, o escorbuto e fortalece as acções do estômago[88]. Na Ayurveda, a planta é utilizada para tratar o refluxo ácido, a febre irregular, a febre tifoide, a cólera, a palpitação cardíaca, problemas cardíacos, estomacais e gastrointestinais, devido à presença de propriedades carminativas e estomacais. O produto orgânico não maduro está relacionado com um valor mais restaurador quando comparado com o produto natural pronto. As folhas e os produtos do solo desta planta têm sido considerados como tendo propriedades hostis aos diabéticos[89]. O Rasapanchak (propriedades) da planta é apresentado na Tabela 3.

Quadro 3: Rasapanchak (propriedades) da planta A. marmelos

Sânscrito / Hindi	Sânscrito / Hindi
Veerya / Potência	Ushna / Quente
Vipaka / Propriedade metabólica	Katu / Amargo
Guna / Propriedade física	Laghu / luz, Ruksha / seco
Rasa / Sabor	Kashaya / adstringente, Tikta / adstringente

ACÇÕES E PROPRIEDADES DA PLANTA A. MARMELOS

Kapha vata shamaka: ajusta o dosha Kapha e Vata. Shothahara: As folhas da planta são utilizadas para tratar o edema.

Vedanasthapan: A planta está relacionada com a propriedade de alívio da dor que ajuda a diminuir o tormento: As bases subjacentes das plantas são utilizadas para tratar problemas neurológicos.

Deepan: O produto não maduro da planta é vendido como um petisco.

Krimighna: A planta está relacionada com um inimigo de propriedade helmíntica.

Mridurechan: O produto pronto da planta funciona como um purgante suave.

Yakritdutejak: A decocção das folhas da planta ajuda a melhorar a digestão.

Pittasarak: Revigora os sucos relacionados com o estômago. Hridya: É utilizado como um especialista cardio-defensivo. Raktastambhak: É utilizado para resolver o problema de drenagem. Mutra: É utilizado para tratar o problema da micção.

Garbhashaya shotha: actua no bem-estar uterino.

Jwarghna: Ajuda a resolver problemas constantes e funciona como um especialista antipirético. Anidra: Ajuda a tratar a privação de sono.

Atisaar e Pravahika: É utilizado para tratar intestinos soltos e problemas de diarreia. Grahni: É utilizado para tratar o distúrbio intestinal irritante (IBS).

Udarshool: Ajuda a aliviar o tormento do estômago.

Vibandh: O produto pronto da planta ajuda a restaurar o bloqueio.

Netrabhishyand: A decocção da folha ou a cola da folha ajuda a restaurar a infeção da catarata.

Usos populares

A planta Aegle marmelos (Bael) é considerada a planta mais consagrada e dedicada ao governante Shiva, segundo a religião hindu. A árvore Aegle marmelos é também chamada Shivaduma (a árvore do soberano Shiva) e mais um tipo de Mestre Kailashnath. É aceite que o governante Shiva vive debaixo da árvore Bael. Além disso, diz-se que a Deusa Laxmi vive nas folhas da planta Bael. As folhas trifoliadas (bilva-patra) da planta de Bael são propostas ao soberano Shiva e os três folhetos são aceites como sendo a imagem de três créditos ou gunas, em particular Satwa (qualidade ética), rajas (predominância) e tamas (impropriedade), três seres divinos (Brahma, Vishnu e Mahesh) e três vidas (passado, presente e futuro) separadamente. A planta Bael é igualmente referenciada nos escritos sagrados antiquados indianos como os Vedas (Yajurveda) e Purana (Mahabharata)[90,91]. As folhas desta planta são utilizadas para encantos. O corte da árvore Bael é visto como um ato corrupto segundo a cultura hindu. A planta desenvolve-se geralmente em redor dos santuários hindus, pois tem um valor propício escandaloso. A planta A. marmelos tem um valor restaurador extraordinário e é utilizada no tratamento de diferentes doenças. Na Índia[92], no Bangladesh[93] e no Sri Lanka[94], a planta é utilizada no tratamento da diabetes. O sumo obtido a partir do puré de um produto orgânico proporciona um resultado calmante nos pacientes recuperados de disenteria bacilar[95]. O óleo obtido a partir do produto orgânico não amadurecido, quando absorvido óleo de gengibre durante sete dias, é valioso para eliminar a sensação de consumo impossível de perder nas plantas dos pés. A decocção da raiz, da folha e da casca da planta é utilizada para tratar a febre descontínua, perturbações cardíacas e estomacais[96]. As folhas da planta são supostamente úteis para o tratamento de dores na coluna vertebral, cólera, asma, oftalmia, hipoglicémia, infortúnio auditivo, febrífugo, irritação, ausência de dor e hepatite. As folhas são igualmente utilizadas em medicamentos veterinários para tratar ferimentos, matar vermes e como alimento para ovelhas, cabras e gado[97,98]. A madeira da planta em estrutura acabada é utilizada em trabalhos rurais, na construção de camiões e de casas. Desde tempos antigos, o produto pronto da planta é utilizado como fonte de alimentação no subcontinente indiano[99]. Na Índia, os produtos orgânicos semi-prontos são utilizados na preparação de situações difíceis através da adição de açúcar, extrato de citrinos e são igualmente utilizados como conservante[100]. O puré do produto biológico é utilizado no fabrico de murabba e xaropes, numa estrutura de compota que é consumida com pão indiano e é igualmente utilizado na montagem de papel de embrulho[101]. Na Tailândia, os produtos da planta em estrutura seca são recheados como um saco de chá. O produto natural é igualmente salvaguardado em estrutura de xarope que é utilizado como fixador na preparação de bolos e guloseimas. Os fundamentos da planta são viáveis contra dificuldades urinárias, tormento estomacal, febre, colapso cardíaco, tristeza e hipocondria. O produto desenvolvido da planta em nova estrutura é utilizado como adstringente, febrífugo, aperitivo, tónico, especialista em problemas estomacais e diurético e é utilizado para tratar epilepsia, bloqueio, dificuldades gástricas, úlcera, parasitas digestivos, gonorreia e dor de estômago[102,103]. Na Birmânia, o produto da planta Bael é utilizado no fabrico de tintas. No Bangladesh, o produto da planta Bael é utilizado como inimigo de especialistas em proliferação e, além disso, ajuda no controlo da riqueza[104]. O produto da planta em pó é utilizado para combater doenças. O detalhe pronto a partir da mistura da relativa multiplicidade de partes da planta, por exemplo raiz, casca, folha e flor, é aceite como poderoso contra diferentes problemas mentais. O puré de produto natural juvenil da planta, quando misturado com água de arroz borbulhante, é utilizado para corrigir o vómito na gravidez, que é necessário duas vezes por dia. O puré de produto orgânico juvenil é adicionalmente útil no tratamento de doenças urinogenitais quando misturado com açúcar e leite. O concentrado de folhas da planta Bael é utilizado para eliminar os vermes gastrointestinais. As folhas novas da planta em estrutura de cola são utilizadas para fixar abcessos. O cataplasma de folhas é utilizado no tratamento de problemas oculares. A definição poli-herbácea feita pela mistura da raiz de Bael separa, Allium cepa Linn. também, Curcuma domestica em somas equivalentes ajuda no tratamento da infeção do ouvido e das descargas do ouvido. Em crianças, o chá de Bael é utilizado para tratar peidos, hackeamento, doenças digestivas contínuas e problemas gastrointestinais. Devido à presença de propriedades de limpeza, o puré do produto da planta Bael é utilizado na lavagem de vestuário. A flor da planta está relacionada com propriedades expectorantes e de recuperação de feridas e é utilizada para tratar a epilepsia. As gomas à volta da semente são utilizadas para trabalhar a força de colagem das tintas de água. A casca do produto natural duro é utilizada como caixa de comprimidos, caixas de rapé e, por vezes, melhorada com ouro e prata[105].

Vista moderna

No mundo avançado, os indivíduos estão a verificar as prescrições caseiras à luz dos seus efeitos secundários menores, acessibilidade simples e custos menos dispendiosos. A utilização de medicamentos naturais expandiu-se a nível mundial. Exames pormenorizados revelaram um desenvolvimento alargado da oferta de produtos naturais entre 2000 e 2008, que passou de 3% para 12% por ano. Com o crescente interesse dos indivíduos, a degradação e a substituição também aumentam na indústria de medicamentos cultivados em casa, o que é considerado um perigo significativo para a qualidade e nas regiões de exame de itens regulares de negócios. A principal justificação para a degradação é a indisponibilidade do primeiro artigo vegetal, a desflorestação, a erradicação de numerosas espécies de plantas naturais, a desorganização das provas reconhecíveis das espécies, etc. Além disso, numerosos vendedores naturais desenvolveram novas técnicas para uma excelente contaminação que deve ser reconhecida utilizando a investigação de compostos e o exame infinitesimal[106]. A baixa qualidade da medicação e a ausência de normalização são as duas deficiências que estão por detrás do reconhecimento de artigos naturais, o que provoca a diminuição do valor de mercado do artigo. Assim, é necessário promover um Quadro de Verificação Natural (HAS) que possa atuar como um controlador e ajudar a trabalhar a natureza do comércio caseiro[107]. A planta cultivada em casa chamada Aegle marmelos está relacionada com numerosas propriedades restauradoras. A aniquilação e a duplicação excessiva da planta têm as suas preocupações autênticas. Para proteger a planta do abuso excessivo, é-lhe anexado o nome da árvore do Mestre Shiva e da Deusa Laxmi para a proteger da aniquilação. A pouco e pouco, a planta Bael tornou-se famosa devido ao seu uso restaurador em doenças humanas e de criaturas. Devido ao grande valor monetário da planta A. marmelos, os indivíduos que outrora utilizavam sabiamente os objectos da planta tornaram-se autoridades impiedosas e desastrosas. Para evitar que a planta seja destruída, o órgão responsável pelas Plantas Restaurativas Públicas da autoridade pública da Índia colocou a planta A. marmelos na lista de 32 plantas restaurativas e muitas actividades foram autorizadas pela autoridade pública para a proteção e utilização prática da planta[108].

Propagação de plantas

Habitualmente, a bael era proliferada por sementes. Seja como for, há uma restrição inata relacionada com os descendentes das plântulas e, de um modo geral, não são consistentes com o tipo, pelo que a propagação de sementes é limitada para a criação de porta-enxertos, por assim dizer. Os materiais de estabelecimento consistentes com o tipo podem ser fornecidos através de meios vegetativos, por assim dizer. Entre os procedimentos de propagação vegetativa, a germinação, a união, a estratificação e os rebentos de raiz são estratégias normais para a duplicação de bael. Atualmente, a germinação fixa e a junção de madeira delicada estão a ser adoptadas economicamente para o aumento do bael.

Propagação de sementes

A semente de bael não tem torpeza; por conseguinte, as novas sementes podem ser plantadas a 2-3 cm de profundidade no viveiro dentro de 10-15 dias após a extração. As novas sementes de bael desenvolvem-se em 8-15 dias após a plantação no verão. Uma vez que o bael tem um lugar com classe refractária, as sementes não podem ser guardadas por períodos mais longos sob condições de capacidade típicas. As plântulas ficam preparadas para serem transferidas na primavera ou na próxima tempestade. Se as sementes forem plantadas em profundidade excessiva, o desenvolvimento das plântulas é adiado e pode haver a possibilidade de se estragarem devido à má circulação do ar. A plantação criada pelas plântulas não é consistente com o tipo e apresenta mutabilidade. Por vezes, as sementes germinam, enquanto os produtos naturais são guardados na árvore por um período mais longo, após a maturação da árvore (viviparidade). Para evitar as desgraças devidas ao "amortecimento" na fase de viveiro, o tratamento das sementes é fundamental. O tratamento das sementes com Thiram ou Captan (1:400) deve ser realmente possível. A germinação das sementes e o desenvolvimento das plântulas foram afectados por solos sódicos. A germinação adiada e infeliz das sementes e a diminuição do desenvolvimento das plantas foram observadas devido à sodicidade alargada. A sodicidade influencia de forma antagónica a germinação das sementes e o desenvolvimento das plântulas.

•Criação de porta-enxertos em viveiro

FIGURA 4: Criação de porta-enxertos em sacos de polietileno

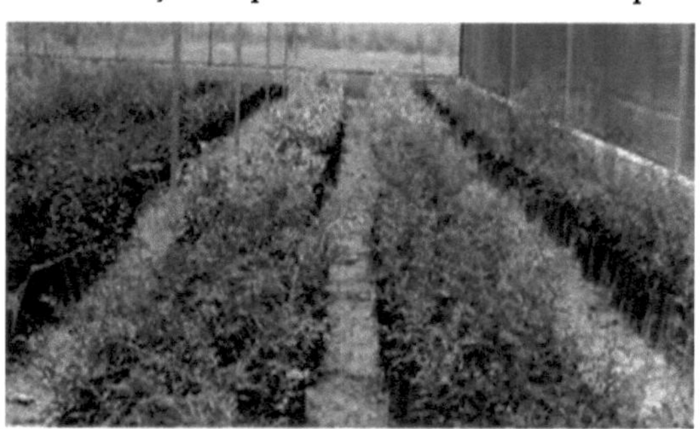

Em geral, as sementes recém-separadas são utilizadas para o plantio, mas, se necessário, podem ser acumuladas até 132 dias com tratamento adequado. Para a capacidade, três dias após a extração, as sementes devem ser tratadas com fungicidas como Thiram ou Captan (1: 400) e colocadas em sacos de alcatrão à temperatura ambiente. Para uma melhor germinação, uma maior resistência e uma melhor base, deve misturar-se com a terra toda a terra ruim antes de plantar as sementes em pacotes de polietileno, de acordo com a figura 4. Para o cultivo em viveiro, após o tratamento fungicida, as sementes podem ser plantadas a 2 cm de profundidade no viveiro dentro de 10-15 dias após a extração em canteiros elevados. As sementes podem igualmente ser plantadas em sacos de polietileno com uma proporção de terra, FYM e areia (2:1:1), uma vez que funciona com um tratamento simples dos porta-enxertos e das plantas unidas. As plântulas jovens devem ser protegidas do gelo durante o inverno em ambiente seco e da radiação extrema em condições de chuva e semi-árido. A execução do bael no que respeita à germinação das sementes e ao desenvolvimento das plantas foi considerada aceitável em solos sódicos até

29,0 ESP sem utilização de quaisquer correcções sintéticas. Os salpicos foliares de controladores orgânicos de plantas, por exemplo, corrosivo giberélico (GA3) e IBA (ambos a 250, 500, 750 e 1000 ppm), e nitrato de potássio (250, 500, 750 e 1000 ppm) desenvolvem ainda mais a energia das plântulas através de um desenvolvimento superior do caule e das raízes [109].

• Propagação vegetativa Seleção da planta-mãe

Deve ser dada uma atenção absoluta aos pormenores durante a escolha das plantas-mãe de classe mundial das cultivares de bael. Para escolher as plantas-mãe de bael, devem ter-se em conta os seguintes atributos fundamentais - (I) As plantas devem ter um rendimento elevado e fiável (ii) A natureza do produto orgânico deve ser espantosa, com todas as qualidades ideais (iii) A planta deve estar livre de doenças e perturbações (iv) Deve estar em plena fase de produção.

Detopagem e promoção do rebento na planta-mãe

Em condições de sequeiro, a senescência das folhas começa em janeiro e a queda das folhas começa na primavera nos primeiros lotes e na primavera de abril nos lotes tardios. O início das folhas começa 15-25 dias após a queda das folhas, o que varia consoante as variedades. É extremamente difícil obter rebentos de enxerto durante maio-junho em condições de sequeiro, algumas partes da planta-mãe do tamanho de um polegar são cortadas durante a primavera. Um número de novos rebentos surge por baixo da parte cortada. Estes rebentos são utilizados para efeitos de maturação. Para acelerar o desenvolvimento dos rebentos, as plantas devem ser inundadas várias semanas após o corte dos ramos, embora para a união de madeira macia se utilizem rebentos velhos de uma estação, quando a planta começa a desenvolver novas folhas. Em condições de sequeiro, a planta-mãe deve ser regada um dia antes da divisão do rebento para brotar, para uma melhor realização e resistência.

Seleção de madeira de abeto

A madeira dos gomos abre-se durante o período de desenvolvimento dinâmico na estação das tempestades. Recolhem-se os gomos em pau (com 1 mês de idade) com gomos muito aumentados e, a partir de agora, desenvolvidos (ainda não abertos). Os gomos juvenis e os que faltam na parte superior dos novos rebentos não são apropriados. Do mesmo modo, os botões demasiado adultos e inactivos não devem ser utilizados. A dinâmica de desenvolvimento é demonstrada pela separação simples e clara da casca da madeira das varas de enxerto. Após a seleção, a madeira dos gomos é frequentemente guardada durante algum tempo ou demora o mesmo tempo no transporte. Durante este período, pode ocorrer uma perda significativa de capacidade de sobrevivência. A madeira dos gomos tem uma grande resistência quando é guardada num local ventilado e envolta em tecido de juta encharcado.

Patch Budding

Nesta estratégia, escolhe-se um gomo sólido das axilas da folha. O bordo de corte da folha é eliminado com a ajuda de uma lâmina afiada, deixando o pecíolo em forma recuperável. O corte superior é efectuado a cerca de 1-1,5 cm acima do gomo, que desce até 1,0-1,5 cm abaixo do gomo, sem pedaço de madeira, e depois o corte inferior é efectuado a cerca de 1,0 cm abaixo do gomo. O ponto de entrada de forma quadrada comparativa é feito no porta-enxerto, colocando o gomo nos porta-enxertos para verificar o tamanho específico do gomo neles e, depois de eliminar a casca do porta-enxerto, o gomo é colocado no cruzamento. O gomo é espremido à mão para eliminar eventuais espaços livres e amarrado firmemente à parte do local do gomo com uma fita de polietileno branco (200 m de espessura e 2 cm de largura). Na eventualidade de os cortes no porta-enxerto serem mais extensos, não menos do que uma casca lateral do rebento e do tronco deve ser adequadamente combinada. O porta-enxerto é cortado cerca de 10 cm acima do botão para trabalhar com o botão para crescer. Após a associação, o ponto mais alto do porta-enxerto é cortado um pouco acima da associação do botão e as tiras de polietileno são retiradas com cuidado. A época de brotação tem impacto sobre a resistência da planta nas diversas variedades. Kumar et al. (1994) anunciaram o impacto do comprimento e da estratégia de germinação em bael. Para um aumento mais rápido, as sementes exibidas no longo período da primavera (1ª semana) podem ser utilizadas para o crescimento, mas requerem habilidade devido ao fato de que tanto o rebento quanto os porta-enxertos são sensíveis. Esta estratégia é excecionalmente útil para o transporte de mudas para locais distantes (Singh et al., 2012d e 2014h). O cultivo de fix e a junção de madeira macia foram rastreados como frutíferos quando actuados no longo período de maio-junho (antes do início do aguaceiro) nos estados semi-secos de Gujarat. Na Índia, as técnicas de cultivo fixas, de forquilha e de proteção são, na sua maioria, utilizadas para aumentar a produção de bael. As plantas geradas através do cultivo fixo in-situ no período de maio e junho (antes do início da chuva) registaram 94,14% e 90,82%, separadamente. Para obter melhores resultados e resistência da planta, a maturação fixa pode ser polida no longo período de maio-junho para aumentar os genótipos de bael para a fundação de plantações em condições de sequeiro. O amadurecimento em bael em junho e o rebentamento em julho a partir de um rebento com um mês de idade deram 80% de resultados e o crescimento fixo é uma estratégia óptima para a multiplicação de bael[110].

Precaução na brotação

■O contacto entre o porta-enxerto e o enxerto deve ser extremamente fino e não deve haver qualquer buraco entre eles, pois isso influencia desfavoravelmente o sucesso da germinação.

■A associação de gemas deve ser devidamente fixada com fita de polietileno, para que a água da chuva não possa entrar no buraco. O aguaceiro assume um papel negativo e bloqueia a associação ideal, através da fuga de água no meio entre o tronco e o rebento.

■Não separar a casca durante a divisão do rebento dos rebentos do enxerto para garantir um melhor resultado.

■Os rebentos devem ser escolhidos de plantas sólidas com melhor frutificação para evitar a invasão de irritações e doenças

durante a fundação da plantação e, além disso, garantir a melhoria da eficiência.

■Os rebentos que saem do porta-enxerto devem ser retirados periodicamente, com exceção do rebento que cresceu, para favorecer o desenvolvimento dos rebentos do enxerto.

■O tamanho da casca do fixador que contém o botão deve ser adequadamente coordenado com o pedaço de casca cortado nas raízes para uma associação rápida e impressionante.

■A fita de polietileno não deve ser eliminada, exceto se houver a garantia de que os rebentos do enxerto começaram a desenvolver-se.

■A junção in situ, a cobertura morta do solo da tigela deve ser feita de forma consistente para evitar o infortúnio da humidade através da dissipação e, além disso, para completar as quebras criadas na tigela por espátula em condições de sequeiro para uma melhor resistência.

■A monda deve ser melhorada no desenvolvimento das mudas em viveiro.

■Os rebentos recentes são frequentemente danificados por lagartas comedoras de folhas e, por isso, a administração do incómodo deve ser terminada utilizando chuveiros de dimetoato @1,5 ml/l duas vezes a cada 15 dias

- **Enxertia de madeira macia**

Cerca de 15-20 cm de comprimento de rebentos maduros (4-6 meses de idade) quando as plantas perderam totalmente as suas folhas ou de rebentos novos (2-3 meses de idade) que são desfolhados 10-12 dias antes da atividade de união, utilizados para a união delicada da madeira. Estes rebentos são separados da planta-mãe com a ajuda de tesouras de podar ou de uma lâmina de junção afiada para serem unidos por estratégia de divisão. Para o efeito, corta-se o porta-enxerto à altura de 20-25 cm e retira-se a parte superior. Com a ajuda de uma lâmina, é feito um ponto de entrada vertical descendente de 5 cm de comprimento no ponto focal do porta-enxerto. É efectuado um corte afiado de 5 cm em ambos os lados na base do rebento do enxerto para criar uma forma de cunha. A partir desse ponto, o rebento arranjado é meticulosamente encaixado no corte vertical do porta-enxerto e firmemente apanhado com a ajuda de tiras de polietileno de 200 medidas de espessura e 2 cm de largura. As tiras de polietileno devem ser retiradas com cuidado após o cumprimento da associação. No estado de terra seca de Godhra, a junção de madeira macia durante maio-junho tem sido considerada eficaz com mais de 85% de resultados em bael sob o sistema biológico semi-parqueado da Índia ocidental.

- **Outros métodos de propagação vegetativa**

O Bael pode ser duplicado através de inarching, corte, estratificação de rebentos de raiz e estolhos, no entanto, a realização e a resistência quase não são exatamente a maturação e a união. Para a criação uniforme de porta-enxertos, a estolagem com o uso de 5000 ppm de IBA pode ser aplicada para uma melhor realização. Seja como for, a realização após a divisão com a planta-mãe é menor (30%) em condições de sequeiro.

Ultimamente, os processos de engendramento em miniatura têm-se revelado igualmente eficazes em bael. É possível produzir rapidamente plantas consistentes com o tipo e sem doenças a partir de pequenos pedaços de plantas em condições assépticas num meio de desenvolvimento falso. A recuperação do nucelo[111], da folha e do cotilédone extraído [112] foi comprovada. A duplicação de rebentos deve ser possível através da utilização de rebentos em miniatura. Arumugam e Rao (1996) detalharam que explantes de cubo cotiledonar extraídos de plântulas de bael com 15 dias de idade foram colocados em meio MS enriquecido com BAP [benziladenina], IBA IAA ou NAA. O BAP iniciou a melhor criação de diferentes rebentos e a consequente recuperação da planta. O maior número de rebentos (75,2/explantes) foi observado em meio MS enriquecido com BAP a 3mg/l. A quantidade de rebentos foi adicionalmente melhorada por I) utilização de explantes nodais de rebentos recuperados in-vitro como micro-corte, e ii) subcultura repetida de explantes únicos em meio semelhante após a extração dos rebentos. Alguns rebentos foram obtidos a partir de explantes únicos em 5 meses ou menos. Os rebentos recuperados foram estabelecidos em subculturas a 30% e transferidos para um meio contendo IBA a 4 mg. As plântulas foram transferidas para o solo, ajustadas e transferidas para o campo. O calo de Aegle marmelos foi iniciado a partir de explantes de caule em meio MS reforçado com várias convergências de cinetina, 2, 4-D e NAA. Foram criados meristemóides nos calos quando subcultivados em meio enriquecido com 1 mg de cinetina + 5 mg de NAA l-1. Na presença de IBA, sozinho ou em mistura com NAA, este calo mostrou um avanço de rebentos. A aceitação de numerosos rebentos a partir de explantes nodais foi realizada em meio MS aumentado com vários agrupamentos de BA, cinetina e NAA. O rebento que se criou a partir de explantes nodais foi geralmente variado em meio enriquecido com cinetina e NAA. A rizogénese de rebentos foi realizada sob o efeito de IAA. A resistência mais extrema (90%) foi registada quando o meio foi enriquecido com 0,5 mg/l de BAP e 0,5-1,0 mg/l de cinetina a partir da recuperação de plântulas a partir de gemas axilares. Além disso, o número mais extremo de rebentos (4,70) foi criado em recipientes de cultura contendo meio MS enriquecido com

2,0 mg/l de BAP e 1-0 mg/l de cinetina [113]. Kumar e Seeni (1988) anunciaram que a propagação clonal através da multiplicação in-vitro de rebentos axilares de Aegle marmelos. Foi criada uma convenção para a organogénese a partir de explantes nucelares extraídos de óvulos tratados de produtos naturais jovens. Os botões invulgares foram iniciados em meio MS contendo diferentes misturas BA, NAA, IAA e corrosivo giberélico. O meio contendo 4,4µM BA e 2,7 µM NAA criou o melhor número de raízes extrínsecas por explantes. Os rebentos foram esticados movendo os explantes com botões de rebento para um meio com baixo agrupamento de BA (0,44 µM).

CUIDADOS A TER COM AS PLANTAS DE VIVEIRO

As plantas de Bael em fase de viveiro serão provavelmente afectadas pelo gelo, nas condições do Norte da Índia, e pelo sol cantante e pelo vento quente e seco, no sistema biológico sufocante e semi-seco do Oeste da Índia. Assim, os canteiros do viveiro devem ser cobertos com coberturas feitas de sarkanda, rede oculta, etc. Os canteiros devem ser inundados em qualquer altura em que o gelo seja normal. Durante o verão, a rega deve ser efectuada em intervalos de 4 a vários dias, em função das condições agro-climáticas. Na Índia ocidental, as plantas devem ser regadas na primeira parte do dia e da noite e devem ser protegidas por uma rede oculta para proteger as plantas da luz direta do dia e do vento. Um uso ligeiro de nitrato de cálcio e amónio ou de sulfato de amónio é igualmente prescrito para favorecer o desenvolvimento das plantas. A monda deve ser feita de forma adequada e conveniente para que a planta não possa lutar contra o suplemento durante o período de desenvolvimento dinâmico. Os canteiros devem ser mantidos livres de ervas daninhas por meio de capina/escavação normal. Além disso, espera-se uma consideração legítima para proteger as plantas do viveiro de insectos e infecções. Tomar banho com dimetoato

1,5 ml/l deve ser aplicado como e quando necessário. No momento de unir ou cultivar, deve-se ter em conta que a associação de botões não deve ser mergulhada em água a qualquer custo; de qualquer outra forma, a taxa de realização será afetada. Durante a estação das tempestades, o saco de polietileno deve ser deslocado para que a planta se possa deitar adequadamente, o que pode ser deduzido da quebra das raízes infiltradas nos pacotes de polietileno durante a deslocação. Se a precipitação for adiada após a deslocação, a planta deve ser inundada para uma melhor resistência.

Trabalho de topo

A árvore de bael velha e pouco económica pode ser transformada numa árvore financeira e ardente através de um trabalho de topo. Nesta técnica, as árvores de bael devem ser reduzidas a 3-4 pés a partir do primeiro mês da primavera e os novos rebentos sólidos que emergem do cepo devem ser considerados como desenvolvimento adicional. O crescimento fixo destes rebentos deve ser efectuado com enxertos de variedades mais desenvolvidas no final de maio. Estas árvores dão frutos dentro de três a quatro anos após a maturação.

Agro-técnicas Estabelecimento de pomares

O terreno deve ser preparado através de um sulco normal, de uma limpeza e de uma limpeza nocturna. Deve haver uma inclinação delicada para trabalhar com resíduos legítimos para evitar os impactos inseguros da estagnação da água durante a estação das tempestades, especialmente em solo de algodão escuro. Mistura-se muita matéria natural em decomposição com o solo e enchem-se as covas. A plantação é terminada durante a estação das tempestades quando a sujidade nos buracos tiver assentado. Durante a plantação, é preciso ter cuidado para que a bola de terra não se parta e que a associação fique bem acima do nível do solo. A terra à volta do caule deve ser espremida de forma adequada para evitar a formação de bolsas de ar. As plantas devem ser regadas após a plantação. Nos 2 a 3 anos seguintes, é aconselhável proteger as plantas contra os danos causados pelas temperaturas baixas e altas e contra as torções quentes, cobrindo as plantas com uma cobertura tímida, deixando um lado aberto. Deve ser plantada uma faixa de cobertura e quebra-ventos à volta da plantação para proteger a árvore do vento quente e seco durante o verão. Para isso, 2-3 linhas de espécies de árvores sólidas da estação seca de desenvolvimento rápido devem ser estabelecidas de forma atordoante.

Plantação

As covas de 1m x 1m x 1m são escavadas e apresentadas para solarização para matar criaturas nocivas do solo, dando melhor circulação de ar mais tarde na zona de estabelecimento e fazendo arranjos para o pré-requisito dietético para o avanço sólido das plantas. Os poços são carregados com solo superior misturado com 20-25 kg de FYM subsequente à imersão com clorpirifos @ 3ml/litro para ficar longe do ataque de térmitas durante a fase inicial do desenvolvimento da planta. Em solo escuro de algodão, a areia deve ser misturada com FYM e solo superior para dar circulação de ar legítima. A melhor época de plantio em condições de sequeiro é junho, logo após a primeira chuva de tempestade. A plantação de bael é terminada com uma divisão de 5m a 8m, dependendo da variedade e das circunstâncias agro-climáticas. Em condições de sequeiro, num ambiente quente e semi-seco, a plantação de plantas vegetativamente proliferadas de variedades de bantam, particularmente Goma Yashi, deve ser possível em divisões de 5m x 5m para aumentar a eficiência. Tendo em conta a propensão para o desenvolvimento vegetativo de várias variedades em condições de sequeiro quente e semi-seco, Thar Divya, NB-7, Gasp Urvashi, Gasp Sujata, CISHB-1, CISHB-2 devem ser plantadas a 8m x 8m; NB-9, NB-17, NB-16 a 8m x 6m: Gasp Aparna, Thar Neelkanth a 6mx6m. Não foi efectuada qualquer exploração adequada sobre a matemática vegetal da plantação de bael. Na sua maioria, a plantação de bael está a ser feita em quadrado. As mudas de bael são estabelecidas no limite da plantação como quebra-vento. A plantação de bael a 6 m x 6 m em estrutura quadrada e a 5m x7 m em estrutura quadrada foi sugerida por Singh e Nath (1999). O principal objetivo de seguir uma estrutura de estabelecimento específica é obrigar ao maior número de árvores por unidade de região sem influenciar antagonicamente a proficiência do rendimento e a qualidade do produto orgânico. Uma parte das estruturas bem conhecidas de estabelecimento de estilo são o quadrado, o retangular, o quincôncio, o hexagonal, a forma, a sebe, a sebe dupla, a plantação combinada e a plantação em grupo, mas não são apropriadamente tentadas no caso da bael.

Plantação de alta densidade

A região de terra em desenvolvimento está a contrair-se devido à urbanização, à descontinuidade da exploração da terra e à industrialização. Nestas condições, a ideia de uma plantação de grande espessura tornou-se a necessidade do momento para satisfazer as necessidades de produtos biológicos dos indivíduos do país. As plantações de grande espessura não só proporcionam uma criação elevada durante a fase inicial de produção, como também garantem uma melhor utilização de activos como a terra, o trabalho, os adubos, a radiação solar, os pesticidas e os executivos de ervas daninhas, o que, por fim, leva a maiores rendimentos líquidos. A plantação de grande espessura, através da adoção de estruturas de estabelecimento razoáveis, tem sido considerada eficaz em muitas árvores de produtos naturais. Ter em conta o estado da terra, o cálculo do estabelecimento e o controlo da dispersão são as metodologias significativas para obter uma maior eficiência por unidade de região. As metodologias essenciais para a plantação de árvores de grande espessura são a acessibilidade de porta-enxertos/porta-enxertos de sombra, a cultivar e a utilização de controladores de desenvolvimento. Em todo o caso, a dispersão mais próxima, a orientação do desenvolvimento através da preparação e da poda, a utilização de dispositivos mecânicos podem ser seguidos para uma receção eficaz da ideia de plantação de alta espessura em bael. No CHES Godhra, o trabalho de avaliação da plantação de alta espessura (4mx4m, 6mx4m, 8mx6m, 6mx6m) foi iniciado com o sortido Goma Yashi que é entregue pela Estação desde há pouco tempo. Em todo o caso, esta variedade foi sugerida para o desenvolvimento de negócios na divisão de 5m x 5m em condições de sequeiro [114].

Formação

Fundamentalmente, a preparação é um dispositivo provável para lidar com a engenharia de sombra da planta, especialmente em pomares de alta espessura. Para evitar problemas na atividade intercultural e para promover um sistema adequado, não é permitido que os ramos se desenvolvam abaixo de 0,6 m, desde a fase inicial. As plantas jovens devem ser permitidas com 4 - 6 ramos divididos ao redor de todo o caminho para formar o desenho da estrutura primária da árvore. As plantas jovens são preparadas com a ajuda de estacas, se necessário, para que possam ficar erectas. As ventosas que surgem das raízes devem ser eliminadas. Para dar uma boa cobertura à árvore individual, é fundamental não permitir que os ramos paralelos ao tronco fiquem perto do chão.

Poda

Na maior parte das vezes, a planta bael não é podada quando a árvore começa a frutificar, tendo em conta que as partes dessa planta são auto-organizadas, apesar do facto de que, no caso de desenvolvimento de rosetas, quase nenhum ramo deve ser eliminado do seu local de início para ter plataformas divididas em toda a volta. Durante a fase inicial da vida da plantação, a poda dos ramos em desenvolvimento torna-se essencial, especialmente quando a plantação foi colocada sob uma estrutura de estabelecimento de alta espessura. A poda de 75% do desenvolvimento anual durante a fase de ausência de folhas é considerada valiosa para apoiar o surgimento de novos rebentos e promover uma cobertura espessa para evitar queimaduras solares, especialmente em condições de sequeiro. No entanto, os ramos secos, desalinhados, impotentes e insalubres devem ser retirados sempre que necessário. Funcionará com uma simples recolha dos produtos biológicos.

Gestão de copas

A sombra, os executivos da produção gerem a evolução dos acontecimentos e a manutenção da sua conceção comparável ao tamanho e forma para expansão da eficiência e qualidade. A força das árvores, a luz, a temperatura e o abafamento assumem uma parte essencial no âmbito do valor dos produtos naturais. De facto, o núcleo do abrigo do quadro reside na melhor forma de controlar a vida das árvores e na utilização mais extrema da luz do dia e da temperatura acessíveis para aumentar a eficiência e limitar o impacto negativo do clima. A poda em bael é efectuada para melhorar e controlar o tamanho e a forma da árvore para realizar a engenharia desejada do abrigo e, além disso, para diminuir a espessura da folhagem através da eliminação de partes da árvore. O bael é uma árvore de produtos naturais caulifloros e ramifloros e a floração pode ser observada em rebentos recentemente surgidos na sequência da poda.

Gestão da irrigação

De um modo geral, o sistema de água não é perfurado nesse estado de espírito em condições de sequeiro, mas promove um melhor desenvolvimento durante a fundação e as fases iniciais de desenvolvimento, particularmente durante o final da primavera. No início da idade, as plantas precisam de 8-10 sistemas de água num ano, enquanto as árvores de porte precisam de 4-5 sistemas de água durante a hora de melhoria do produto natural e amadurecimento em intervalos normais. Em todo o caso, um sistema de água abundante em períodos esporádicos pode provocar a quebra do produto natural. Em regiões secas, a utilização de procedimentos de recolha de água durante a estação das tempestades será valiosa para garantir uma melhor humidade para o desenvolvimento e rendimento subsequentes. Em regiões secas, a utilização de procedimentos de recolha de água e de coberturas vegetais (naturais e inorgânicas) deve ser tomada pois permite o desenvolvimento, a floração e a frutificação da planta. O sistema de água por gotejamento pode ser utilizado para fornecer a quantidade ideal de água à planta e poupar a água significativa do desperdício, aumentando subsequentemente a produtividade do uso da água. O sistema de água por gotejamento ou fertirrigação aumenta a eficiência do avanço do teor de humidade na zona das raízes, não obstante a poupança de água. Em suma, a bael pode ser desenvolvida eficazmente com uma plantação adequada no quadro de estados de sequeiro em áreas quentes, semi-secas e secas sem sistema de água [115].

Gestão integrada de nutrientes

Suplemento coordenado os executivos aludem a manter a fecundidade do solo e o fornecimento de suplemento vegetal a um nível ideal para apoiar a eficiência ideal da colheita através da melhoria das vantagens de todas as fontes potenciais de suplemento vegetal de forma coordenada. Desta forma, é uma metodologia abrangente, onde as principais coisas para perceber o que exatamente é esperado pela planta para um grau ideal de criação, em que várias estruturas esses suplementos devem ser aplicados na terra e em que vários momentos na estratégia mais ideal e como melhor essas estruturas devem ser coordenadas para obter a produtividade útil dos pontos de corte financeiramente OK de uma forma climática cordial. Na estratégia de aplicação no solo, os compostos devem ser aplicados na zona dinâmica das raízes. Em todo o caso, com a abordagem da estrutura do sistema de gotejamento de água e a acessibilidade de adubos fluidos, a inovação de aplicação de suplementos é vista como a mais produtiva. O bael, sendo uma cultura menor de produtos biológicos, não foi ainda efectuado qualquer trabalho ordenado sobre adubação e tratamento. De um modo geral, as árvores de bael não são sujeitas a adubação. No entanto, uma porção anual de cerca de 20 kg de FYM durante o período de pré-reprodução e 50-80 kg para cada árvore na fase de produção é considerada valiosa. Recomenda-se a aplicação de 10 kg de adubo caseiro e 50, 25, 50 g de N P K, numa planta com um ano de idade, separadamente. Esta porção deve ser expandida consistentemente em extensão similar até a idade de uma década. Em alguns casos, em solos ricos, as árvores tendem a desenvolver-se mais vegetativamente, o que faz com que a frutificação seja adiada. O arranjo da adubação verde tem uma importância crítica única para o solar de Bael, situado em terrenos degradados. Três pulverizações foliares com uma combinação de 0,6% de sulfato de zinco, bórax e sulfato ferroso, em quantidades equivalentes, durante os meses de julho, outubro e novembro, foram consideradas úteis.

Mulching

As coberturas vegetais preservam a humidade do solo e têm um impacto complexo e valioso, tal como a ocultação de uma variação escandalosa da temperatura do solo, a diminuição da infelicidade da água através da dissipação, o aumento da humidade do solo, o apoio à maturação do solo, a ocultação do desenvolvimento de ervas daninhas e a melhoria do desenvolvimento e do rendimento. Em condições de sequeiro, a utilização de cobertura vegetal natural (palha de arroz) em vasos de árvores é excecionalmente útil para o desenvolvimento eficaz do bael. Diminui a falta de humidade da terra, melhora o ritmo de entrada de água na terra e controla o desenvolvimento de ervas daninhas. A cobertura morta com palha de arroz, palha de milho, gramíneas e casca de arroz diminui a população de ervas daninhas e modera a humidade na terra. Um material de cobertura vegetal natural desenvolve ainda mais as propriedades do solo, como o pH e a CE. A população microbiana e de vermes no solo da bacia aumenta com a utilização de cobertura vegetal natural numa extensão significativa [116]. As coberturas vegetais devem ser aplicadas na taça das árvores (20 cm de espessura) após a estação das tempestades e as coberturas vegetais naturais não decompostas devem ser consolidadas e misturadas com o solo da taça das árvores em caso de chuva iminente. A folhagem de bael sob o abrigo não só é poderosa para manter a humidade do solo durante o verão, como também desenvolve ainda mais as propriedades da terra.

Gestão de ervas daninhas

A eficiência pode ser aumentada quando cada uma das partes da inovação da criação, incluindo a administração das ervas daninhas, a atividade intercultural e a poda do túmulo, é devidamente considerada. De um modo geral, as ervas daninhas influenciam o desenvolvimento das plantas e produzem de forma desfavorável e despretensiosa. A maior parte das ervas daninhas, apesar de completarem o seu ciclo de vida num período mais limitado, lutam com as plantas pela luz, água e suplementos e, desta forma, diminuem o rendimento. Na plantação, a escavação, a monda manual e o sulcamento do terreno 2-3 vezes por ano são efectuados para abafar o desenvolvimento das ervas daninhas. Espera-se que o habitual escarranchamento do solo da tigela controle o infortúnio da humidade através de quebras criadas no verão perto da planta, especialmente em solo de algodão escuro. Em condições de sequeiro, as colheitas de legumes efectuadas na estação das chuvas podem ser utilizadas como culturas intercalares. As culturas intercalares e a cobertura morta ajudam também a controlar as ervas daninhas na bacia das árvores.

Sistemas de cultivo baseados em Bael

A cultura intercalar em espaços intercalares de bael manor deve ser possível através da escolha de colheitas viáveis. As leguminosas e as colheitas de legumes de curta duração e de alto rendimento, por exemplo, o feijão, o quiabo, a cabaça, etc., podem ser desenvolvidas como culturas intercalares na plantação de bael. Em circunstâncias secas e semi-secas, a cultura intercalar é prudente apenas durante a Kharif, enquanto que em condições de água a produção de vegetais pode ser desenvolvida durante a estação Rabi. Verificou-se que o corte de cobertura com lobia, feijão traça aumenta o limite de retenção de água de solos leves devido ao aumento do teor de carbono natural na terra. A cultura intercalar em plantações de bael recentemente desenvolvidas afectou significativamente o desenvolvimento das plantas durante 5 anos. A cultura intercalar de guar com bael cv. Goma Yashi aumentou o rendimento do produto natural. Bael + feijão-caupi, bael + cabaça de garrafa, bael + Bhindi foram considerados ideais para criar uma remuneração adicional a partir da plantação de bael em circunstâncias de sequeiro e semi-seco Em condições de sequeiro, podem ser adoptados diferentes modelos de culturas de produtos biológicos para limitar o risco e aumentar a eficiência. Os modelos de poda de bael+ aonla + karonda + baqueta, bael+ chironji + figo + anona, bael+ khirni + phalsa + maçã de madeira são valiosos para melhorar a eficiência das parcelas de sequeiro do país. A distribuição e a propriedade destes rendimentos devem ser terminadas numa separação apropriada com uma grande administração da saliência para que se possa criar mais rendimento. A adubação verde na tigela da árvore de produtos naturais é excecionalmente vantajosa para um melhor desenvolvimento e avanço da planta sob clima semi-seco de sequeiro. Em Godhra, Gujarat, o sunhemp (Crotalaria juncea) e o mung (Vigna radiata) foram plantados na tigela da árvore bael após a primeira chuva e foram consolidados na tigela nos sete dias principais de setembro, o que não só funciona nas propriedades físicas e compostas do solo, mas também melhora o desenvolvimento e a melhoria da árvore.

Alterações fenológicas

Fenologicamente, todas as variedades tiveram um longo período de queda de folhas de 20 a 30 dias (Fig. 21), começando no segundo período de sete dias da primavera em Thar Divya, no segundo período de sete dias de abril em Gasp Aparna, Gasp Sujata e Goma Yashi, que termina no terceiro, quarto e segundo período de sete dias de maio, separadamente. A variedade Gasp Shivani teve o segundo período de sete dias de abril para o terceiro período de sete dias de abril, a Gasp Urvashi teve o terceiro período de sete dias de abril para o segundo período de sete dias de maio, embora a NB-5, a NB7 e a NB-9 tenham tido queda de folhas do terceiro, segundo e primeiro períodos de sete dias de maio, separadamente, que termina no quarto período de sete dias de maio. A variedade CISHB-1 teve o 4º período de sete dias da primavera até ao 2º período de sete dias de abril; a CISHB-2 teve a 1ª semana de junho até ao 3º período de sete dias de junho. NB-16 teve o primeiro período de sete dias de junho ao segundo período de sete dias de maio. O início das folhas começou no quarto período de sete dias de abril em CISHB-1, Gasp Shivani; no segundo período de sete dias de maio em NB9; no terceiro período de sete dias de maio em Goma Yashi, no quarto período de sete dias de maio em NB-16, NB-17 e Gasp Urvashi; no primeiro período de sete dias de junho em NB-5, NB-7, Gasp Aparna, Gasp Sujata, que continuou do ponto mais alto da árvore em direção aos ramos mais baixos[117]. O início da queda das folhas começa após 15-25 dias de queda das folhas em condições de chuva quente e semi-árido [118]. A queda das folhas depende do teor de humidade do solo e da temperatura ambiente de uma determinada região.

Proteção das plantas

A abertura de tiro bacteriano, a infeção de produtos orgânicos e a gomose são uma parte das doenças graves. Foram detectados mais de doze insectos que beneficiam do bael. Phyllocnistis citrella, Aonidiella aurantii e Papilio demoleus são os insectos mais importantes, que podem ser limitados pela utilização de sprays de insectos razoáveis. A quebra de produtos naturais, a queda de produtos naturais e o escaldão solar são os problemas fisiológicos que influenciam a eficácia e a natureza do bael.

DOENÇAS

A árvore de Bael não é afetada por doenças graves. Seja como for, foram contabilizados bolores finos, abertura de tiro e úlcera de produto natural, que podem ser limitados pela eliminação do segmento afetado ou por duches compostos. Uma parte das doenças que influenciam o desenvolvimento e a melhoria da planta é examinada a seguir:

▪ Mancha foliar de Alternaria

No início, aparecem manchas sombreadas de cor castanha ou terrosa escura, de tamanho infinito, nas folhas com anéis de cor castanha clara ou terrosa escura. As folhas afectadas ficam com manchas e caem. A doença é provocada pela Alternaria alternata (Fr.) Keissler. A rega das árvores com oxicloreto de cobre a 0,2 por cento num intervalo de 15 dias ajuda a controlar esta doença (Fig. 5).

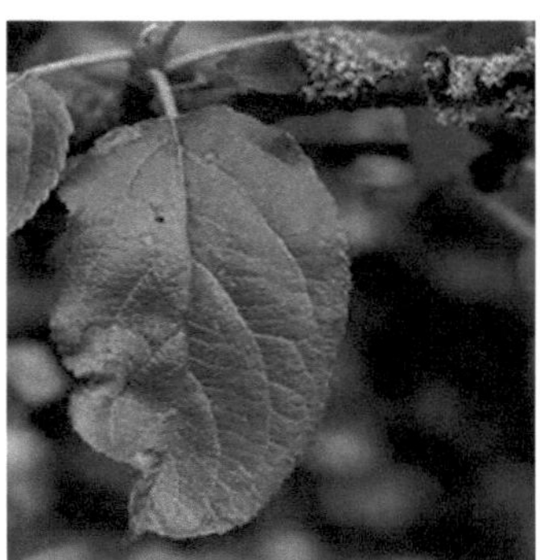

Figura 5: Mancha foliar de Alternaria

▪ Mancha negra da folha

A doença é causada pelo fungo Isaropsis sp., que se desenvolve em ambas as superfícies das folhas como uma mancha preta de 2-3 mm. Para a gestão da doença, recomenda-se a pulverização de difolitan (0,2%).

Furo bacteriano e cancro da fruta

É causada por Xanthomonas bilvae e é retratada por manchas minúsculas, redondas, castanhas, salpicadas de água na superfície vulnerável da folha que, no início, medem menos de 1 mm de tamanho, mas depois aumentam de tamanho para 3-5 mm, tornam-se castanhas e afundam-se com um certo grau de borda lisa elevada. Por vezes, a região afetada pela corrupção rebenta e provoca aberturas na lâmina foliar. O micróbio também causa contaminação em galhos de produtos orgânicos e cardos. Nos produtos naturais, observam-se na superfície do pericarpo minúsculas manchas acinzentadas, arredondadas, encharcadas de água (escorregadias), que apresentam bordos elevados e que, pouco a pouco, aumentam de tamanho e adquirem um aspeto canceroso. Foi proposta a evacuação de galhos adicionais afectados, seguida de salpicos com uma combinação de bordeaux para supervisionar a situação. A pulverização de algumas vezes com sulfato de estreptomicina 250 ppm ou combinação de Bordeaux 1% num intervalo de 12 a 15 dias controla realmente a doença [119] (Fig. 6).

Figura 6: Manchas bacterianas nos frutos

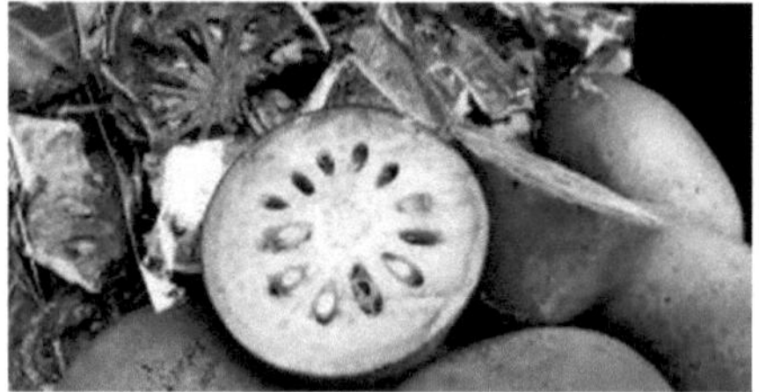

Podridão dos frutos

Durante os meses de meados do ano, maio-junho, observa-se no bael uma podridão extrema pós-colheita provocada pelo Aspergillus awamori Nakazawa. A infeção é bastante grave durante o período de armazenamento de produtos naturais. A doença manifesta-se através de uma enorme ferida manchada na superfície do produto natural que entra em contacto com o suporte e é ferida na base ou nas paredes do compartimento de armazenagem. A doença resulta numa perda de 100% do produto orgânico nas instalações de armazenamento. Neste tipo de produto natural, o Aspergillus cria e transforma o puré em algo delicado e que irradia mau cheiro. Em casos extremos, a pele externa da casca torna-se delicada e estraga-se. Para evitar a doença, é necessário tomar as devidas precauções durante a colheita, o tratamento e o transporte. É normal que o produto natural caído se quebre durante a colheita. Seja como for, o produto natural caído pode não apresentar danos exteriores, mas sim danos interiores e causar problemas graves durante a capacidade. O puré interno produz um desenvolvimento escuro do organismo. Para lidar com a doença, propõe-se a aplicação prévia de Carbendazim (0,05%) e a prevenção de lesões no pericarpo durante a colheita, armazenamento e transporte. É mais inteligente embrulhar os produtos naturais com papel fenol/papel e fixar os suportes com papel. As buchas de bambu e as caixas de plástico são melhores para o transporte. Recomenda-se igualmente que se garanta a ventilação legítima e o exame diário do suporte de armazenamento [120].

Podridão da extremidade do caule [Fusarium solani (Mart.) Sacc., F semitectum var. majus] A podridão da extremidade do caule da bael é provocada por Fusarium solani (Store.) Sacc. Foi explicado por Bhargava et al. (1977). A queda de produtos naturais juvenis é o principal efeito secundário desta doença. O ataque parasitário no pedúnculo termina com uma lesão de cor terrosa. Posteriormente, o crescimento debilita o pedúnculo dos produtos biológicos, provocando a queda do produto natural [121]. A infeção é descrita pelo amarelecimento da pele perto do final do seguimento e do puré básico. A pele afetada torna-se um tom brilhante de castanho numa fase posterior. Os produtos orgânicos não encolhem nem desfiguram a sua forma. Os produtos naturais contaminados caem quando há uma brisa sólida ou uma chuva forte. Para um controlo eficaz da doença, sugerem-se duas pulverizações de tiofanato metílico ou Benomyl (0,1%) quinzenalmente, durante a fase inicial de melhoramento dos produtos naturais.

Podridão de Fusarium (Fusarium moniliformae Shelden) Durante a estação das tempestades, especialmente nos longos períodos de junho-julho, a par da podridão por Aspergillus, nota-se também outra podridão provocada por Fusarium moniliformae Shelden. O desenvolvimento cotonoso do micélio contagioso é notado logo abaixo da casca dura. Mais tarde, o crescimento cobre toda a folha, tornando-se delicado e espesso. Para combater a infeção, prescrevem-se duas pulverizações de Thiophanate methyler Benomyl (0,1%) a intervalos quinzenais.

Crosta mole de bael (Syncephalastrum racemosum)

A decomposição delicada da casca é observada nos produtos orgânicos desenvolvidos. Os produtos naturais afectados apodrecem rapidamente e não são bons para utilização, uma vez que o mosto de produtos naturais se torna intragável. As feridas criam-se como manchas de decomposição de cor terrosa clara, de crescimento rápido, encharcadas de água, com bordos de cor terrosa baça e uma superfície espessa. As feridas medem cerca de 6-8 cm de largura. A cárie cresce rapidamente e, na parte afetada, a camada espessa é efetivamente removível. No interior, a podridão progride para o mosto e é colonizada por micélio parasita branco a escuro. O produto natural afetado produz um cheiro horrível, geralmente associado à podridão [122].

Em ágar Czapek para remoção de leveduras, o parasita desenvolve-se rapidamente, cobrindo uma placa de Petri de 90 mm em 2-3 dias. As províncias parasitárias são constituídas por um micélio espesso, septado e enegrecido, e desenvolvem-se rapidamente a 27±l0 C. Os esporângios têm 30 a 50 µrn de medida, com esporangiósporos seguidos a direito no interior de sacos em forma de barril (merosporângios) suportados em espículas à volta da columela. Esporangiósporos, redondos a redondos e ocos em forma e suportados em cadeias, estimados em 3,0 a 5,0 µm de comprimento. Os produtos orgânicos devem ser colhidos com cautela com o objetivo de não serem prejudicados durante a coleta e o transporte. O produto natural pode ser mergulhado após a coleta em água quente fumegante a 52±10 C e depois esconder seco ou pode muito bem ser mergulhado em 0,05 por cento de tiofanato metílico por 2 minutos e seco à sombra[123].

Oídio

A doença manifesta-se pelo aparecimento de manchas brancas e farinhentas nos folíolos, sobretudo nas folhas mais jovens, que aumentam de tamanho e cobrem toda a lâmina logo após 7 a 10 dias (durante novembro-dezembro nas condições de Godhra). Mais tarde, a tonalidade da província torna-se ligeiramente rosada ou acinzentada. Os rebentos delicados também são vistos como contaminados pelo bolor. A doença é provocada por Oidium sp. Não foi registada nenhuma fase ideal em Godhra. A pulverização com Carbendazim 50 w p (Bavistin 0,1%) ou enxofre molhável (0,2%) é considerada valiosa. Seja como for, durante o clima quente e o período de floração, o uso de enxofre deve ser evitado [123].

Gumose

Tal como acontece com outras plantas rutáceas da família dos citrinos, o extravasamento de goma é normal nas plantações de bael. A infeção é descrita pelo extravasamento de uma substância pegajosa de cor pálida ou dourada, inicialmente da casca da parte inferior do tronco e, mais tarde, em diferentes ramos. O extravasamento da goma ocorre a partir de partes verticais da casca, que se tornam baças do exterior para o efeito, mas a partir do interior outros tecidos da casca tornam-se castanhos claros ou brancos e extremamente delicados e pegajosos quando em contacto com os dedos. Devido à gomose, a energia da árvore é gravemente afetada e, nos galhos gravemente afectados, ocorre a desfoliação e a morte. Para lidar com a doença, recomenda-se raspar o pedaço de casca contaminado com a ajuda de uma lâmina afiada, que deve ser seguida pela utilização de cola Bordeaux. Recomenda-se igualmente a aplicação de um duche com fungicidas à base de cobre (mistura Bordeaux 1% ou oxicloreto de cobre (0,3%)), de mês a mês, durante e após a estação das tempestades. A expulsão de galhos profundamente contaminados e a consolidação de propágulos de Trichoderma viridae na sujidade da rizosfera do bael foram consideradas como acomodações para controlar a doença [124].

Insectos e Pragas

De um modo geral, a bael está isenta de irritações graves, mas quase nenhum inseto é conhecido por causar danos à produção, especialmente quando as circunstâncias ecológicas são extremamente favoráveis ao ataque de insectos. As principais irritações causadas por insectos são descritas a seguir: Borboletas-limão (Papilio demoleusLinnaeus) Família: Papilionidae, Pedido: Lepidoptera Papilio spp. ou, por outro lado, as borboletas de cauda de andorinha estão entre as borboletas mais adoráveis que se encontram durante todo o ano em viveiros e plantações, visitando diferentes flores, mas sem causar danos (Fig.7). Em todo o caso, as lagartas alimentam-se de folhagem e causam infortúnios monetários. Oito tipos destes papilionídeos foram identificados na Índia, beneficiando de diferentes folhas de colheita, nomeadamente, Papilio demoleus L., P. helenus L., P. daksha Moore, P. polytes L., P. polyctor Boisduval, P. polymnestor Cramer, P. machaon asiatica Menetries, P. memnon L. e ainda P. protenor Cramer. Destes, principalmente o primeiro, por exemplo Papilio demoleus, é o inseto mais importante dos citrinos e da bael. Os outros são de menor importância, uma vez que são irregulares ou estão ligados a bolsas específicas [124].

Figura 7: Borboletas-limão

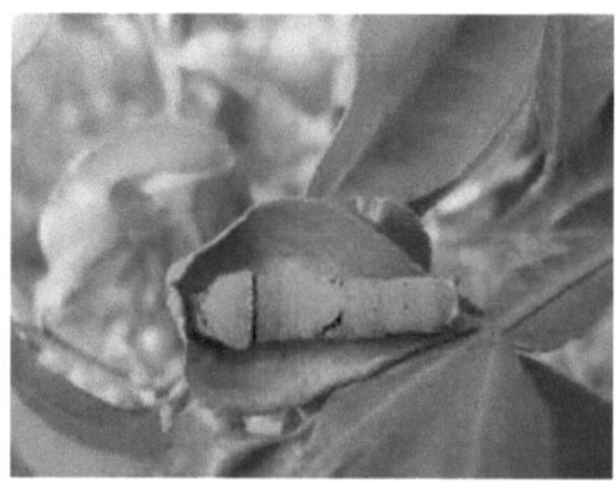

O quadro: Para controlar as borboletas-limão, foi recomendada a colheita manual de diferentes fases da irritação e a sua obliteração. Isto é excecionalmente valioso para aliviar o problema do incómodo, particularmente em viveiros e novas plantações. Em caso de ocorrência de uma invasão extrema, sugerem-se salpicos com Quinalfos ou Clorpirifos ou Fosalona a 0,05%. A pulverização do crescimento entomogénico, Bacillus thuringiensis Berliner ou a estirpe de nemátodo DD-136, também dá uma mortalidade excecionalmente elevada das lagartas.

Minador de folhas de citrinos (Phyllocnistis citrella Stainton) Os ovos são minúsculos, com cerca de 0,3 mm de comprimento, extensivamente ovais, nivelados e de cor amarelo-esverdeada. As lagartas totalmente maduras têm forma de barril, cerca de 5 mm de comprimento, são apodóticas e de cor amarelo-esverdeada baça. Os adultos são pequenas traças brancas cintilantes, com asas intensamente delimitadas, tendo as asas dianteiras riscas de cor terra e uma mancha escura conspícua perto do bordo apical e as asas traseiras brancas. A envergadura das asas é de 4 a 5 mm. Os ovos são postos de forma autónoma e encontram-se agarrados a folhas e ramos. A fêmea põe 36 a 76 ovos em 2 a 6 dias. Os ovos eclodem em 2 a 10 dias. A duração das larvas é de 5 a 10 dias. As pupas encontram-se em invólucros brancos junto à borda da folha, cuja borda é virada e fixada com teias luxuosas. O período pupal é de 5 a 25 dias e todo o ciclo de vida envolve 20 a 60 dias, dependendo das circunstâncias climatéricas. Há 9 a 13 idades de cobertura num ano. O tabuleiro: Como as crias estão dentro das minas, não podem ser mortas eficazmente por aplicações insecticidas. Para um controlo eficaz, as partes afectadas durante o inverno devem ser podadas intensamente e consumidas. A fumigação com gás corrosivo cianídrico é muito convincente, mas requer uma atenção extraordinária e ajuda especializada. O banho com 0,2 ou 0,25 por cento de bolo de neem separado mantém a invasão sob controlo. Dar banho de quinalfos 1 ml/litro de água na fase de botão em mais de uma ocasião se 30% de folhas mostrando invasão for convincente.

Mosca branca espiralada (Aleurodicus dispersus Russel)

Esta irritação é local da área das Caraíbas e da América Central. Na Índia, foi anunciada pela primeira vez em Kerala em 1993 e, mais tarde, em diferentes partes da Índia peninsular e do Lakshadweep, em mais de 253 espécies de plantas, incluindo um número de plantas de importância financeira. A mosca branca foi detectada de forma consistente. Os ovos são depositados na superfície inferior das folhas em torções livres. A praga tem três instares larvares e a quarta estrutura é a pseudo-pupa. O ciclo de vida termina num prazo de 21 a 48 dias. Os adultos têm a certeza de que a subida é segura, mas nas duas horas seguintes, o pó branco cobre-se de forma grosseira e mede 4 mm. Os espíritos e os adultos sugam a seiva das folhas, provocando uma desfoliação extrema e uma diminuição da floração e da frutificação. A doença é geralmente associada a uma invasão de insectos grosseiros. O inseto produz melada, que contribui para o desenvolvimento de uma forma suja. As folhas afectadas secam e caem.

Os executivos

•Seleção e eliminação das folhas caídas.

•Estabelecimento de armadilhas amarelas a 20 ha-1 para atrair os adultos e óleo de peixe de limpeza de campo 40ml/litro nas primeiras horas da manhã.

•Os caçadores Axinoschymnus puttarudria Kapur e Munishi, Cryptolaemus montrouzieri Muls. e ainda, Mallada astur Banks são normais.

•Parasitas, Encarsia haitensis Dozier e E. guadeloupae   Viggiani demonstrou ser excecionalmente potente contra a mosca branca espiralada.

INSECTOS EM ESCALA

No estado seco de Godhra, as cochonilhas de cor terrosa devem ser visíveis com pouca frequência durante o verão, com um material ceroso como a pele superior. Enxameia a folhagem e os ramos jovens e junta-se nos ramos. A fêmea adulta deposita as crias debaixo do seu corpo todos os dias, durante um a dois meses, e durante o ano criam-se algumas escamas. As cochonilhas podem ser limitadas por salpicos de Diometoato (0,05%) ou Imidacloreto (0,5ml/l) a cada quinze dias. É o primeiro relato de invasão em bael por cochonilhas em condições de sequeiro (Fig.8).

Figura 8: Inseto de escama

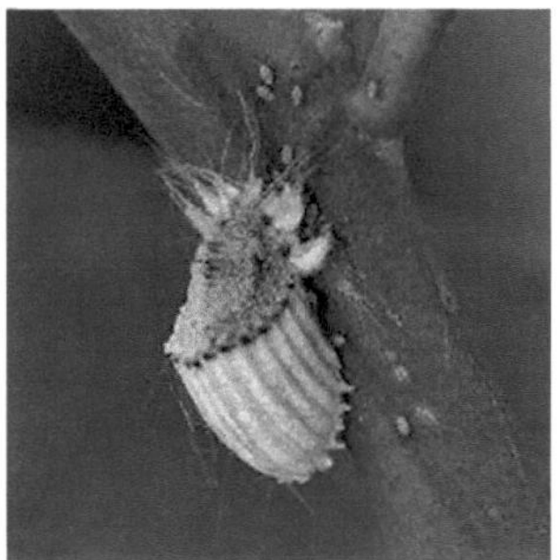

Perturbação fisiológica

Rachadura de frutas

Figura 9: Rachaduras nos frutos

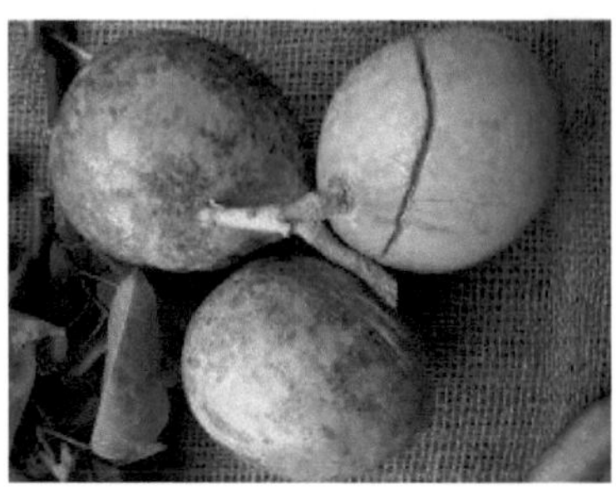

A quebra de produtos biológicos é um problema fisiológico significativo e o seu nível de danos depende dos genótipos/associações e do território. Até à data, não foi observada no estado de Godhra, que é um estado de sequeiro. A quebra de produtos biológicos ocorre duas vezes por ano, ou seja, no inverno (dezembro-janeiro), quando os produtos naturais são juvenis, e no verão (março-abril), quando os produtos biológicos estão crescidos e em fase de maturação. A quebra nesta última fase é mais extrema do que na fase anterior (Fig.9). A quebra pode ser limitada mantendo um sistema ideal de humidade do solo e criando quebra-ventos contra a secagem quente do lado do vento da plantação. As coberturas naturais, como a palha de arroz, a palha de milho e a palha de subabul, também podem ser utilizadas com sucesso para manter a humidade do solo das árvores, especialmente durante o verão, em condições de sequeiro, num sistema biológico semi-seco.

Gota de fruta

A queda de produtos biológicos é uma particularidade caraterística, mas o seu grau de dano é preocupante. O grau de queda do produto orgânico varia consoante os genótipos/associações e a zona. Foi igualmente observada a queda de produtos orgânicos juvenis (tamanho de berlinde). Por vezes, os produtos orgânicos do tamanho de uma bola de críquete também caem durante o mês de agosto. O grau de queda de produtos naturais na bael pode ser realmente diminuído através da adoção de melhores ensaios de plantação que incorporem a cobertura morta com materiais naturais e o suplemento legítimo de solo aos executivos (miniatura em grande escala) e a utilização de produtos químicos de desenvolvimento como o NAA (15-20 ppm/litro) na fase de tamanho de ervilha durante agosto-setembro. Shweta e Misra (2015) revelaram que todas as substâncias de desenvolvimento aplicadas demonstraram ser úteis para limitar a queda e melhorar os caracteres de qualidade dos produtos naturais da bael. O maior conjunto de produtos naturais (78,48%) foi registado com NAA 30 ppm, enquanto a menor queda de produtos orgânicos (90,64%) e a manutenção mais extrema de produtos orgânicos (9,36%) foram registadas com NAA 20 ppm. O apoio de um sistema adequado de humidade do solo perto da rizosfera é valioso para diminuir a queda de produtos orgânicos (Singh et al., 2014f). O impacto da poeira na queda de produtos naturais, no conjunto de produtos naturais e na manutenção dos últimos frutos em bael foi explicado por [124].

Escaldão solar

A chamuscagem pelo sol é uma perturbação significativa da bael em condições de sequeiro. Aparece através da transformação da casca verde típica em castanho baço na superfície do produto natural onde está exposto ao sol sufocante durante a maior parte do dia. De vez em quando, as polpas do produto natural por baixo da casca também são afectadas devido à humidade e à iluminação. As razões subjacentes ao desgaste solar podem ser atribuídas à radiação solar extrema que influencia a casca durante muito tempo durante o dia, combinada com a inacessibilidade de humidade adequada no solo. A temperatura do segmento chamuscado pelo sol aumenta 8-10° C em contraste com a parte não exposta do produto orgânico. Esta doença diminui o custo de mercado do produto natural, apesar do facto de a massa do produto orgânico não ser abundantemente afetada sob a casca queimada. A cobertura morta e a sombra dos executivos são úteis para diminuir essa confusão, dependendo de algum grau. Sob a condição de Godhra. Além disso, verificou-se que os indivíduos com pele fina são mais afectados pelas queimaduras solares do que os de pele grossa nos estados semi-secos da Índia ocidental. Os exames iniciais revelaram que a cobertura de produtos naturais com material de algodão é útil para evitar as queimaduras solares, dependendo de um certo grau.

Colheita

É provável que os produtos biológicos de Bael sejam danificados se não for tida em conta a legítima consideração durante a colheita. A árvore está desfolhada durante a colheita, especialmente nas variedades de desenvolvimento tardio, enquanto as variedades de desenvolvimento precoce não perdem as folhas na hora da colheita nos estados de sequeiro do ambiente semi-seco da Índia ocidental. Os produtos biológicos de bael maduros são colhidos separadamente da árvore, juntamente com a parte da cauda do produto natural (2-3 cm), para evitar doenças e, além disso, ajuda a tomar uma decisão sobre o envelhecimento. A hora da colheita depende da motivação subjacente à utilização. A colheita por abanação das árvores deve ser evitada, uma vez que os produtos naturais irão provavelmente promover quebras por influência da faixa de produto orgânico, que é profundamente fraca, o que favorece a contaminação e pode causar grandes infortúnios durante a capacidade. Para evitar que o produto orgânico caia no chão, é utilizado um apanhador de produtos orgânicos para a colheita. Para proteger a produção, o produto natural deve ser recolhido de novembro a dezembro, embora para uma nova utilização, a época ideal de colheita seja da segunda quinzena de fevereiro a maio, em várias circunstâncias climáticas. Seja como for, o período de colheita é afetado pela temperatura e pela acessibilidade à humidade no solo. Os novos produtos biológicos colhidos entre o final de outubro e o final de dezembro são apropriados para serem guardados, enquanto que para uma nova utilização como sherbet e diferentes artigos de produtos naturais envelhecidos, a época de colheita é de fevereiro a junho. anunciaram uma variedade na maturação de variedades de bael em condições de sequeiro.

Impulso futuro

Bael está a adquirir importância devido à sua razoabilidade em relação a diferentes tipos de terras áridas e aos produtos naturais com elevadas propriedades curativas e nutracêuticas. Desde o limite da floresta até à gestão empresarial, são necessários muitos esforços. Uma rica variedade hereditária é acessível em todo o país, particularmente nos territórios de U.P., Bihart, Haryana, Gujarat, Punjab, Rajasthan, Uttarakhand, Jharkhand, Chhatisgarh, M.P., etc., que devem ser aproveitados para a determinação de melhores genótipos. Modelos de cultivo baseados em Bael devem ser produzidos para melhor retorno, melhor retorno e uso legítimo da terra. A queda de produtos naturais, a queimadura solar e a quebra de produtos orgânicos são os problemas sérios do desenvolvimento do bael em várias partes do país. Para resolver estes problemas, os genótipos adequados devem estar relacionados com um elevado potencial de rendimento e uma melhor qualidade dos produtos naturais. O melhoramento de variedades pouco cultivadas é importante para a obtenção deste produto natural. Deve-se dar mais ênfase à inovação pós-colheita para itens manuseados com valor agregado e com arranjos comerciais. A fundação de unidades de manuseamento de âmbito limitado deve ser avançada. Algumas das lacunas de investigação identificadas que devem ser abordadas no futuro são as seguintes

1. Sensibilizar os indivíduos para as suas vantagens nutritivas, reparadoras e naturais para a sua comercialização em zonas secas e semi-secas.

2. Uma grande variedade de variedades hereditárias é acessível em todo o país, particularmente nos territórios de U. P., Bihar, Uttaranchal, Jharkhand, Chhattisgarh, M.P. Gujarat e assim por diante. Os genótipos de primeira classe existentes devem ser aproveitados no programa de melhoramento das culturas.

3. A queda de produtos naturais, a queimadura solar e a quebra de produtos naturais são os principais problemas fisiológicos do desenvolvimento da bael. Para superar estes problemas, devem ser reconhecidas as variedades com

elevado potencial de rendimento e melhores caracteres subjectivos e livres destes problemas.

4.Melhoria dos sortidos que têm menos sementes e fibras e mais SST, nutrientes minerais e agentes de prevenção do cancro, etc.

5. Avanço de sortimentos razoáveis para pomares de grande espessura.

6.É necessário promover artigos naturais valiosos contra diferentes aflições com aprovação lógica.

7. Deve ser dada ênfase à atual inovação na recolha de produtos de valor acrescentado. Unidades de manuseio de escopo limitado devem ser estabelecidas e avançadas para a comercialização desta safra de produtos orgânicos. Da mesma forma, o avanço de inovações razoáveis para diminuir os infortúnios pós-colheita.

8.Avanço da cultura incorporada os procedimentos executivos para a criação prática de produtos naturais de bael.

9.Devem ser criados quadros de edição/modelos de corte com base em Bael para que os criadores de gado possam obter rendimentos fiáveis.

RESUMO

A partir do estudo da literatura, é bastante evidente que a planta A. marmelos está associada a grandes propriedades medicinais e é considerada como a erva medicinal mais significativa. É utilizada na Ayurveda, na Siddha e noutros sistemas medicinais para tratar vários tipos de doenças. De acordo com crenças antigas, a árvore de Bael actua como uma planta indicadora para localizar a água subterrânea. O sumo do fruto da planta possui diferentes propriedades medicinais que promovem a boa saúde das pessoas e previnem o risco de doenças. Os estudos relatados sobre a planta de Bael revelaram que os constituintes fitoquímicos extraídos da planta de Bael possuem várias actividades terapêuticas e farmacológicas como antifúngica, antioxidante, radioprotectora, hepatoprotectora, antidiabética, anti-stress, antiulcerosa, anticancerígena, anti-inflamatória, antimicrobiana, cicatrizante e anti-asmática. O fruto da planta é comestível, altamente nutritivo e contém propriedades antioxidantes. A planta é amplamente estudada pelo seu valor medicinal, mas ainda requer mais exploração nas áreas de investigação para identificar os seus fitoconstituintes e explorar as propriedades terapêuticas e farmacológicas não identificadas. Inclui a propagação da planta, várias agro-técnicas, sistema de cultivo baseado em Bael, alterações fenológicas, proteção da planta, colheita e impulso futuro.

REFERÊNCIAS

1. Kintzios SE. Agentes anticancerígenos derivados de plantas terrestres e espécies vegetais utilizadas na investigação anticancerígena. Revisões críticas em ciências vegetais 2006 maio 1; 25(2): 79-113.

2. Neeraj VB, Johar V. Espécies extraordinárias de Bael (Aegle marmelos) da Índia: uma revisão. Int. J. Curr. Microbiol. Appl. Sci 2017; 6(3): 1870-87.

3. Sharma N, Dubey W. História e taxonomia de Aegle marmelos: uma revisão. Jornal Internacional de Biociência Pura e Aplicada 2013; 1(6): 7-13.

4. Om P. Food and Drinks in Ancient India, from Earliest Times to c. 1200 ad.1961; 26(1): 198-199.

5. Śārṅgadhara, Majumdar GP. Upavana-vinoda: Um tratado sânscrito sobre horticultura de árvores. Instituto de Pesquisa da Índia; 1935.

6. Ghosh S, Kumar A, Sachan N, Chandra P. Compostos Bioactivos e Atividade Farmacológica Distinta Revisão Guiada de Aegle marmelos: Uma planta milagrosa do sistema de medicina indígena. Compostos Bioativos Atuais 2020 Out 1; 16(7): 965-77.

7. Agarwal VS. Rural economics of medicinal plants: vegetation in the forests. Drug plants of India 1997; 1: 1-6.

8. Panditrao SS. Desenvolvimento de método RP-HPLC para padronização de Aegle marmelos (L.). Jornal Mundial de Pesquisa Avançada e Revisões 2020; 7(1): 129-32.

9. Mali SS, Dhumal RL, Havaldar VD, Shinde SS, Jadhav NY, Gaikwad BS. Uma revisão sistemática sobre Aegle marmelos (Bael). Jornal de Investigação de Farmacognosia e Fitoquímica 2020; 12(1): 31-6.

10. Seca AM, Grigore A, Pinto DC, Silva AM. O género Inula e os seus metabolitos: dos usos etnofarmacológicos aos medicinais. Journal of ethnopharmacology 2014 Jun 11; 154(2): 286-310.

11. Badam L, Bedekar S, Sonavane KB, Joshi SP. Atividade antiviral in vitro de

Bael (Aegle marmelos Corr) upon. Jornal de doenças transmissíveis 2002; 34(2): 88-99.

12. Takase H, Yamamoto K, Hirano H, Saito Y, Yamashita A. Pharmacological profile of gastric mucosal protection by marmin and nobiletin from a traditional herbal medicine, Aurantii fructus immaturus. The Japanese Journal of Pharmacology 1994; 66(1): 139-47.

13. Goel RK, Maiti RN, Manickam M, Ray AB. Antiulcer activity of naturally occurring pyrano-coumarin and isocoumarins and their effect on prostanoid synthesis using human colonic mucosa. Indian Journal of Experimental Biology 1997 Oct 1; 35(10): 1080-3.

14. Rastogi RP, Mehrotra BN. Aegle marmelos in: Compêndio de Plantas Medicinais Indianas. New Delhi. Direção de Publicações e Informação; 1991. p. 17-21.

15. Pitre S, Srivastava SK. Pharmacological, microbiological and phytochemical studies on roots of Aegle marmelos. Journal of Ethnopharmacology 1988 Jul 1; 23(2-3): 356.

16. Jain NK. Antifungal activity of essential oil of Aegle marmelos Correa (Rutaceae). Ind Drugs Pharmaceut Ind 1977; 12: 55.

17. Banerjee AK, Kaul VK, Nigam SS. Chemical, microbial and anti-helminthic examination of the seeds of Aegle marmelos Correa. Indian Drugs 1983; 21(5): 217-8.

18. Prakhar B, Amrinder K. Revisão mitológica e espiritual sobre Aegle marmelos e seus usos terapêuticos. Biotecnologia de células vegetais e biologia molecular; 2021 22 de fevereiro. p. 6070.

19. Ansary PY. A hand book on the plant sources of indigenous drugs. International Book Distributors; 2005. p. 6.

20. Maity P, Hansda D, Bandyopadhyay U, Mishra DK. Actividades biológicas de extractos brutos e constituintes químicos de Bael, Aegle marmelos (L.) Corr 2009; 47: 849-861

21. Dhankhar S, Ruhil S, Balhara M, Dhankhar S, Chhillar AK. Aegle marmelos

(Linn.) Correa: Uma fonte potencial de Fitomedicina. J Med Plant Res 2011 4 de maio; 5(9): 1497507.

22. Lambole VB, Murti K, Kumar U, Bhatt SP, Gajera V. Propriedades fitofarmacológicas de Aegle marmelos como uma potencial árvore medicinal: uma visão geral. Int J Pharm Sci Rev Res 2010; 5(2): 67-72.

23. Lim TK. Plantas medicinais e não medicinais comestíveis; 2012. p. 1.

24. Sekar DK, Kumar G, Karthik L, Rao KB. Uma revisão das propriedades farmacológicas e fitoquímicas de Aegle marmelos (L.) Corr. Serr. (Rutaceae). Asian Journal of Plant Science and Research 2011; 1(2): 8-17.

25. Ajithkumar D, Seeni S. Rapid clonal multiplication through in vitro axillary shoots proliferation of Aegle marmelos (L.) Corr., a medicinal tree. Plant Cell Reports 1998 Mar; 17(5): 422-6.

26. Das SK, Roy C. The protective role of Aegle marmelos on aspirin-induced gastro-duodenal ulceration in albino rat model: a possible involvement of antioxidants. Saudi Journal of gastroenterology: jornal oficial da Associação Saudita de Gastroenterologia 2012 maio; 18(3): 188.

27. Mali SS, Dhumal RL, Havaldar VD, Shinde SS, Jadhav NY, Gaikwad BS. Uma revisão sistemática sobre Aegle marmelos (Bael). Jornal de Investigação de Farmacognosia e Fitoquímica 2020; 12(1): 31-6.

28. Swingle WT. Botany of citrus and its wild relatives of the orange subfamily (family Rutaceae, subfamily Aurantioideae); 1943. p. 1.

29. Cottin R. Citrus of the World. Uma versão do Diretório dos Citrinos 2. SRA INRA-CIRAD, França; 2002.

30. Bayer RJ, Mabberley DJ, Morton C, Miller CH, Sharma IK, Pfeil BE, Rich S, Hitchcock R, Sykes S. A molecular phylogeny of the orange subfamily (Rutaceae: Aurantioideae) using nine cpDNA sequences. American Journal of Botany 2009 Mar; 96(3): 668-85.

31. Nagar S, Kumar M, Kumatkar RB, Sharma JR, Sing S. Avaliação de germes de Bael (Aegle marmelos Corr.) para sementes e caracteres qualitativos em

condições semi-áridas de Haryana. Jornal Internacional de Biociência Pura e Aplicada 2017; 5: 436-42.

32. Brijesh S, Daswani P, Tetali P, Antia N, Birdi T. Estudos sobre a atividade anti-diarreica do fruto verde de Aegle marmelos: validação da sua utilização tradicional. BMC Complement Altern Med 2009; 9(1): 47.

33. Sharma PC, Bhatia V, Bansal N, Sharma A. A review on Bael tree 2007; 6(2): 171-178.

34. Roy SK, Singh RN. Bael fruit (Aegle marmelos): A potential fruit for processing. Economic Botany; 1979 Apr 1. p. 203-12.

35. Parichha S. Bael (Aegle marmelos): O fruto medicinal mais natural da natureza. Orissa Review 2004 Sep; 9: 16-7.

36. Chakthong S, Weaaryee P, Puangphet P, Mahabusarakam W, Plodpai P, Voravuthikunchai SP, Kanjana-Opas A. Alcaloide e cumarinas dos frutos verdes de Aegle marmelos. Phytochemistry 2012 Mar 1; 75: 108-13.

37. Sharma BR, Sharma P. Constituintes de Aegle marmelos. II: Alkaloids and Coumarin from fruits 1981; 43(1): 102-103.27

38. Sharma BR, Rattan RK, Sharma P. Marmelene, an alkaloid, and other components of unripe fruits of Aegle marmelos. Phytochemistry 1981 Jan 1; 20(11): 2606-7.

39. Chatterjee A, Saha SK. Isolamento de allo-imperatorin e βsitosterol dos frutos de Aegle marmelos Correa. J Indian Chem Soc 1957; 34: 228-30.

40. Pynam H, Dharmesh SM. Antioxidant and antiinflammatory properties of marmelosin from Bael (Aegle marmelos L.); Inhibition of TNF-α mediated inflammatory/tumor markers. Biomedicina & Farmacoterapia 2018 Out 1; 106: 98-108.

41. Shinde PB, Katekhaye SD, Mulik MB, Laddha KS. Determinação rápida e simultânea de marmelosina, umbeliferona e escopoletina do fruto de Aegle marmelos por RP-HPLC. Jornal de ciência e tecnologia alimentar 2014 Sep 1; 51 (9): 2251-5.

42. Bhattacherjee AK, Dikshit A, Pandey D, Tandon DK. High performance liquid chromatographic determination of marmelosin and psoralen in Bael (Aegle marmelos (L.) Correa) fruit. Jornal de Ciência e Tecnologia Alimentar 2015 Jan; 52(1): 597-600.

43. Dhalwal K, Shinde VM, Namdeo AG, Mahadik KR. Antioxidant Profile and HPTLC-Densitometric Analysis of Umbelliferone and Psoralen in Aegle marmelos. Biologia Farmacêutica 2008 Jan 1; 46(4): 266-72.

44. Prakash D, Upadhyay G, Pushpangadan P, Gupta C. Antioxidant and free radical scavenging activities of some fruits. Jornal de medicina complementar e integrativa; 1 de janeiro de 2011. p. 8.

45. Rastogi RP, Mehrotra BN. Compêndio de plantas medicinais indianas. Central Drug Research Institute; 1990.

46. Chatterjee A, Sen R, Ganguly D. Aegelinol, um constituinte lactónico menor de
Aegle marmelos. Phytochemistry 1978; 17(2): 328-329.

47. Goswami S, Gupta VK, Sharma A, Gupta BD. Supra molecular structure of S-(+)-marmesin-a linear dihydrofuranocoumarin. Boletim de Ciência dos Materiais 2005 Dez 1; 28(7): 725-9.

48. Chatterjee A, Bhattacharya A. 385. O isolamento e a constituição de marmin, uma nova cumarina de Aegle marmelos, Correa. Journal of the Chemical Society (Resumed); 1959. p. 1922-4.

49. Chatterjee A, Mitra SS. On the Constitution of the Active Principles Isolated from the Matured Bark of Aegle marmelos, Correâ. Journal of the American Chemical Society 1949 Feb; 71(2): 606-9.

50. Chatterjee A, Choudhury A. The structure of marmin, a new coumarin of Aegle marmelos Correa. Naturwissenschaften 1955 Jan; 42(18): 512.

51. Mookerjee A. On the active principles of the bark of Aegle marmelos Corrêa. Current Science 1943 Jul 1; 12(7): 209.

52. Basu D, Sen R. Alkaloids and coumarins from root-bark of Aegle marmelos.

Phytochemistry 1974; 13(10): 2329-2330.

53. Shoeb A, Kapil RS, Popli SP. Coumarins and alkaloids of Aegle marmelos. Phytochemistry 1973 Aug 1; 12(8): 2071-2.

54. Farooq S. 555 plantas medicinais. Manual de campo e laboratório (identificação com os seus dados fitoquímicos e estudos in vitro). Distribuidores internacionais de livros; 2005.

55. Rajan S, Gokila M, Jency P, Brindha P, Sujatha RK. Antioxidant and phytochemical properties of Aegle marmelos fruit pulp. Int J Curr Pharm Res 2011; 3(2): 6570.

56. Kaur C, Kapoor HC. Antioxidant activity of some fruits in Indian diet. No VII Simpósio Internacional sobre Frutos da Zona Temperada nos Trópicos e Subtrópicos - Parte Dois 696; 14 de outubro de 2003. p. 563-565.

57. Sivaraj R, Balakrishnan A, Thenmozhi M, Venckatesh R. Atividade antimicrobiana de Aegle marmelos, Ruta graveolens, Opuntia dellini, Euphorbia royleena e Euphorbia antiquorum. Journal of Pharmacy research 2011 maio; 4(5): 1507.

58. Pitre S, Srivastava SK. Pharmacological, microbiological and phytochemical studies on roots of Aegle marmelos. Journal of Ethnopharmacology 1988 Jul 1; 23(2-3): 356.

59. Jain NK. Antifungal activity of essential oil of Aegle marmelos Correa (Rutaceae). Ind Drugs Pharmaceut Ind 1977; 12: 55.

60. Anandharajan R, Jaiganesh S, Shankernarayanan NP, Viswakarma RA, Balakrishnan A. Atividade in vitro de captação de glicose de Aegle marmelos e Syzygium cumini por ativação de Glut-4, PI3 quinase e PPARγ em miotubos L6. Phytomedicine 2006 Jun 12; 13(6): 434-41.

61. Kamalakkannan N, Stanely Mainzen Prince P. Anti hyperlipidaemic effect of Aegle marmelos fruit extract in streptozotocin-induced diabetes in rats. Journal of the Science of Food and Agriculture 2005 Mar; 85(4): 569-73.

62. Hema CG, Lalithakumari K. Screening of pharmacological actions of Aegle marmelos. Indian Journal of Pharmacology 1988 Apr 1; 20(2): 80.

63. Lampronti I, Martello D, Bianchi N, Borgatti M, Lambertini E, Piva R, Jabbar S, Choudhuri MS, Khan MT, Gambari R. Efeitos antiproliferativos in vitro em linhas de células tumorais humanas de extractos da planta medicinal do Bangladesh Aegle marmelos Correa. Phytomedicine 2003 Jan 1; 10(4): 300-8.

64. Vinodhini R, Narayanan M. Cytoprotective effect of Nelumbo nucifera and Aegle marmelos in Common Carp (Cyprinus carpio L.) exposed to heavy metals. Revista internacional de biologia integrativa 2009; 7(2): 124-9.

65. Singanan V, Singanan M, Begum H. The hepatoprotective effect of Bael leaves (Aegle marmelos) in alcohol induced liver injury in albino rats. Jornal Internacional de Ciência e Tecnologia 2007; 2(2): 83-92.

66. Sathiyaraj K, Sivaraj A, Madhumitha G, Kumar PV, Saral AM, Devi K, Kumar BS. Efeito antifertilidade do extrato aquoso de folhas de Aegle marmelos em ratos albinos machos. Int J Curr Pharmaceu Res 2010; 2: 26-9.

67. Jagetia GC, Venkatesh P, Baliga MS. Aegle marmelos (L.) Correa Inhibits the Proliferation of Transplanted Ehrlich Ascites Carcinoma in Mice. Boletim Biológico e Farmacêutico 2005; 28(1): 58-64.

68. Costa-Lotufo LV, Khan MT, Ather A, Wilke DV, Jimenez PC, Pessoa C, de Moraes ME, de Moraes MO. Estudos sobre o potencial anticancerígeno de plantas utilizadas na medicina popular do Bangladesh. Journal of Ethnopharmacology 2005 May 13; 99(1): 21-30.

69. Shankarananth V, Balakrishnan N, Suresh D, Sureshpandian G, Edwin E, Sheeja E. Analgesic activity of methanol extract of Aegle marmelos leaves. Fitoterapia 2007 Apr 1; 78(3): 258-9.

70. Gupta D, John PP, Pankaj K, Kaushik R, Yadav R. Pharmacological review of Aegle marmelos corr. Fruits. Jornal Internacional de Ciências Farmacêuticas e Investigação 2011 Ago 1; 2(8): 2031.

71. Shanthi A, Radha R, Jaysree N. Anti-ulcer activity of newly formulated herbal capsule. Asian J Pharm Clin Res 2011; 4(3): 86-9.

72. Trivedi HP, Pathak NL, Gavaniya MG, Patel AK, Trivedi HD, Panchal NM. Aegle marmelos suprime a inflamação e a destruição da cartilagem em ratos

artríticos induzidos por colagénio. Jornal Internacional de Investigação e Desenvolvimento Farmacêutico 2011; 3: 38-45.

73. Arul V, Miyazaki S, Dhananjayan R. Mechanisms of the contractile effect of the alcoholic extract of Aegle marmelos Corr. on isolated guinea pig ileum and tracheal chain. Phytomedicine 2004 Nov 25; 11(7-8): 679-83.

74. Shivhare Y, Singour PK, Patil UK, Pawar RS. Potencial de cicatrização de feridas do extrato metanólico de Trichosanthes dioica Roxb (frutos) em ratos. Journal of ethnopharmacology 2010 Feb 17; 127(3): 614-9.

75. Pattanayak SP, Sunita P. Wound healing, anti-microbial and antioxidant potential of Dendrophthoe falcata (Lf) Ettingsh. Jornal de etnofarmacologia 2008 Nov 20; 120(2): 241-7.

76. Lee KH. Estudos sobre o mecanismo de ação dos salicilatos III. Efeito da vitamina A sobre a ação retardadora da aspirina na cicatrização de feridas. Journal of Pharmaceutical Sciences 1968 Jul; 57(7): 1238-40.

77. Trager W, Jensen JB. Human malaria parasites in continuous culture. Science 1976 Aug 20; 193(4254): 673-5.

78. Kamaraj C, Kaushik NK, Rahuman AA, Mohanakrishnan D, Bagavan A, Elango G, Zahir AA, Santhoshkumar T, Marimuthu S, Jayaseelan C, Kirthi AV. Actividades antimaláricas de plantas medicinais tradicionalmente utilizadas nas aldeias das regiões de Dharmapuri, no Sul da Índia. Journal of Ethnopharmacology 2012 Jun 14; 141(3): 796-802.

79. Duraisami R, Mohite VA, Kasbe AJ. Anti-stress, atividade adaptogénica do extrato padronizado de frutos secos de Aegle marmelos contra diversos factores de stress. Asian J Pharm Clin Res 2010; 3(4): 1-3.

80. Kamalakkannan N, Prince PS. Efeito hipoglicémico dos extractos aquosos de frutos de Aegle marmelos em ratos diabéticos com estreptozotocina. Journal of ethnopharmacology 2003 Aug 1; 87(2-3): 207-10.

81. Jagetia GC, Venkatesh P, Baliga MS. Evaluation of the radio-protective effect of Aegle marmelos (L.) Correa in cultured human peripheral blood lymphocytes exposed to different doses of γ-radiation: a micronucleus study.

Mutagenesis 2003 Jul 1; 18(4): 387-93.

82. Laphookhieo S, Phungpanya C, Tantapakul C, Techa S, Tha-in S, Narmdorkmai W. Constituintes químicos de Aegle marmelos. Jornal da Sociedade Brasileira de Química 2011 Jan; 22(1): 176-8.

83. Das B, Das R. Propriedades medicinais e constituintes químicos de Aegle marmelos Correa. Indian Drugs 1995; 32(3): 93-9.

84. Aiyer AY. The antiquity of some field and forest flora of India. Bangalore Printing & Publishing Company; 1956.

85. Bhattacherjee AK, Dikshit A, Kumar PC, Pandey D, Tandon DK. Profiling nutraceuticals in Bael [Aegle marmelos (L.) Correa] em várias fases de desenvolvimento do fruto. The Journal of Horticultural Science and Biotechnology 2016 Mar 3; 91(2): 169-74.

86. Sharma GN, Dubey SK, Sharma P, Sati N. Valores medicinais de Bael (Aegle marmelos) (L.) Corr.: A review. Int J Curr Pharm Rev Res 2011; 2(1): 12-22.

87. Shoba FG, Thomas M. Study of anti-diarrhoeal activity of four medicinal plants in castor-oil induced diarrhoea. Journal of ethnopharmacology 2001 Jun 1; 76(1): 73-6.

88. Bhardwaj RL, Nandal U. Potencial nutricional e terapêutico do sumo de fruta Bael (Aegle marmelos Corr.): uma revisão. Nutrição e Ciência dos Alimentos 2015 Nov 9; 45(6): 895919.

89. Pelzar MJ, Chan EC, Krig NR. Actividades biológicas de extractos brutos e constituintes químicos de Bael, Aegle marmelos (L.) Corr. Microbiol 1998; 5: 94.

90. Baliga MS, Bhat HP, Joseph N, Fazal F. Phytochemistry and medicinal uses of the Bael fruit (Aegle marmelos Correa): Uma revisão concisa. Food Research International 2011 Ago 1; 44(7): 1768-75.

91. Dhiman AK. Sacred plants and their medicinal uses. Delhi, Índia: Daya Publishing House; 2003. p. 32-34.

92. Kar A, Choudhary BK, Bandyopadhyay NG. Comparative evaluation of

hypoglycemic activity of some Indian medicinal plants in alloxan diabetic rats. Journal of ethnopharmacology 2003 Jan 1; 84(1): 105-8.

93. Lampronti I, Martello D, Bianchi N, Borgatti M, Lambertini E, Piva R, Jabbar S, Choudhuri MS, Khan MT, Gambari R. Efeitos anti-proliferativos in vitro em linhas de células tumorais humanas de extractos da planta medicinal do Bangladesh Aegle marmelos Correa. Phytomedicine 2003 Jan 1; 10(4): 300-8.

94. Karunanayake EH, Welihinda J, Sirimanne SR, Adorai GS. Oral hypoglycemic activity of some medicinal plants of Sri Lanka. Journal of ethnopharmacology 1984 Jul 1; 11(2): 223-31.

95. Salunkhe DK, Kadam S, editores. Handbook of fruit science and technology: production, composition, storage, and processing. CRC press; 1995 Ago 18.

96. Elster J. Social norms and economic theory. Journal of economic perspectives 1989 Dec; 3(4): 99-117.

97. Gaur RD. Flora of the District Garhwal, North West Himalaya. Trans-media; 1999.

98. Parmar C, Kaushal MK. Wild fruits of the Sub-Himalayan region. Wild fruits of the Sub-Himalayan region; 1982. p. 136.

99. Bhar K, Mondal S, Suresh P. Uma revisão atraente de Aegle marmelos L. (Golden Apple). Pharmacognosy Journal 2019; 11(2): 207-224.

100. Jain SK. Dicionário de medicina popular indiana e etnobotânica; 1991.

101. Singh A, Sharma PC, Meena MD, Kumar A, Mishra AK, Kumar P, Chaudhari SK, Sharma DK. Effect of salinity on gas exchange parameters and ionic relations in Bael (Aegle marmelos Correa). Indian J. Hort 2016 Mar 1; 73(1): 48-53.

102. Veerappan AK, Renganathan D. Efeito cardiotónico de Aegle marmelos Corr. Na preparação in situ do coração de anfíbio. Em Proc. 6° Congresso Mundial da Internet para Biomed. Sci 2000; 104: 309-317.

103. Kala CP. Etnobotânica e etno-conservação de Aegle marmelos (L.) Correa 2006; 5(4): 537-540.

104. Bhata TA, Wanib AA, Gulfishanc M. The Journal of Ethnobiology and

Traditional Medicine.

105. Singh AK, Singh S, Saroj PL, Krishna H, Singh RS, Singh RK. Research status of Bael (Aegle marmelos) in India: A review. Jornal Indiano de Ciências Agrícolas 2019 Out 1; 84(10): 1563-71.

106. Shaheen S, Ramzan S, Khan F, Ahmad M. Adulteration in Herbal Drugs: Uma questão ardente. Springer International Publishing; 10 de outubro de 2019. p. 35-49.

107. Choudhary S, Kaurav H, Madhusudan S, Chaudhary G. Daruharidra (Berberis aristata): Revisão baseada nas suas propriedades ayurvédicas. Jornal Internacional de Pesquisa em Ciências Aplicadas e Biotecnologia 2021 Mar 24; 8(2): 98-106.

108. Laphookhieo S, Phungpanya C, Tantapakul C, Techa S, Tha-in S, Narmdorkmai W. Constituintes químicos de Aegle marmelos. Jornal da Sociedade Brasileira de Química 2011 Jan; 22(1): 176-8.

109. Misra, K. K., e Jaiswal, H. R. (2001). Effect of plant bioregulators and potassium nitrate on seedling quality of bael (Aegle marmelos Correa). Advance in Hort. and Forestry, 8:67-74.

110. Singh, A. K. e Makwana, P. (2014a). Perspectivas e cultivo de bael. In: Compêndio da Escola de inverno sobre Intervenção de Alta Tecnologia na Produção de Frutas para Aumentar a Produtividade, Qualidade Nutricional e Adição de Valor, realizada no CIAH, Bikaner, de 5 a 25 de novembro, pp.119-128

111. Hossain, M., Karim, M. R., Islam, R. e Joarder, O. I. (1993). Regeneração de plantas a partir de tecidos nucelares de Aegle marmelos através de organogénese. Pl. Cell Tissue Org. Cult., 34 (2): 199-203.

112. Isalm, R., Karim, M.R., Rahman, S.M., Hossain, M. e Joarder, O.I. (1994) Regeneração de plantas regeneração de plantas a partir de cotilédones excisados de Aegle marmelos Corr. Pak J Bot 26: 393-396.

113. Bhargava, S.N., Shukla, D. N. e Singh, A. P. (1977). Stalk-end rot of Aegle marmelos - a new disease. Indian Phytopathology, 30: 120-121.

114. Singh, A. K., Singh, Sanjay, Mishra D. S.e P. L. Saroj (2016d). More crop with minimal water, Indian Horticulture, 61(6): 86-91.

115. Singh, A. K., Singh, Sanjay, Singh, R. S., Yadav, V. e Saroj, P. L. (2017b). Melhoramento genético e produção em alta densidade de bael. In: Compêndio da Escola de inverno sobre Intervenção de Alta Tecnologia na Produção de Frutas para Acelerar a Produtividade, Qualidade Nutricional e Adição de Valor realizada na Faculdade de Horticultura e Florestas de 1 a 21 de novembro, pp.162-175.

116. Singh, A. K., Singh, Sanjay, Joshi, H. K., Bagle, B. G. e Sisodia, P. S. (2012c).Bael ki Vaigyanic Kheti avam Upyogita. Rashtriya Krishi, 6(1&2): 35-38.

117. Singh, A. K., Singh, S., Joshi H. K. e Sharma, S. K. (2010a). Evaluation of bael varieties under rainfed conditions of semi-arid ecosystem. In: 4th Indian Horticulture Congress, Horticulture, Horti-business, Economic Prosperity, realizado em Nova Deli, de 18 a 21 de novembro, pp.341

118. Seghieri J, Floret Ch. e Pontanier, R. (1995). Plant phenology in relation to water availability: herbaceous and woody species in the savannas of northern Cameroon. Jornal de Ecologia Tropical, 11: 237-254

119. Singh, A. K., Singh, Sanjay e Makwana, (2014d). Estudos sobre mudanças fenológicas e variação em caracteres qualitativos em bael sob condições de irrigação zero.

120. In: Conferência Internacional sobre Intervenções Tecnológicas em Ciências Agrárias para o Aumento da Produtividade, Qualidade Nutricional e Adição de Valor, 17 a 19 de fevereiro de 2015, pp. 5.

121. Singh, A. K., Singh, Sanjay, Singh, R. S., e Makwana, P. (2014f). Reaping diseases and pest free bael. Indian Horticulture, 60 (1): 35-36.

122. Pandey, D. e Misra, A. K. (2015). Cultivo de Bael. Pasta técnica, Pub. CISH, Lucknow. Pp. 1-6.

123. Misra, K. K., e Jaiswal, H. R. (2001). Effect of plant bioregulators and potassium nitrate on seedling quality of bael (Aegle marmelos Correa). Advance in Hort. and Forestry, 8:67-74.

124. Singh, A. K., Singh, Sanjay e More, T. A. (2014b). Preliminary evaluation of bael varieties under rainfed conditions of western India (Avaliação preliminar de variedades de bael em condições de sequeiro no oeste da Índia). Indian Journal of Horticulture, 71 (2): 264-68.

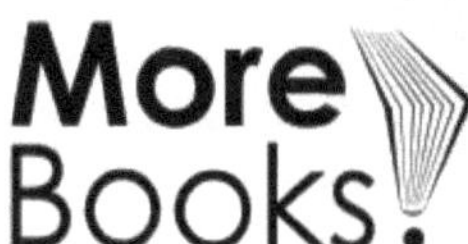

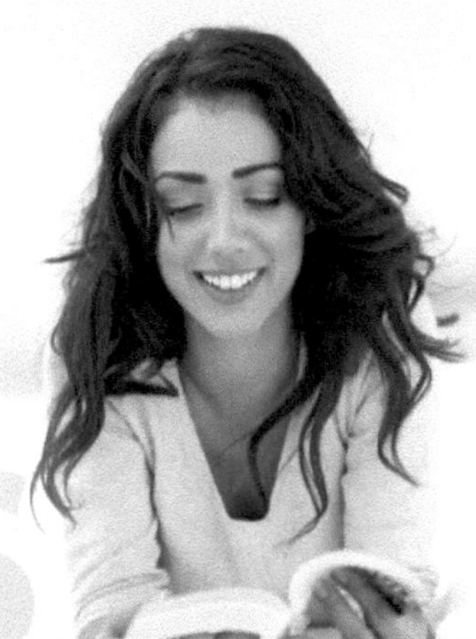

I want morebooks!

Buy your books fast and straightforward online - at one of world's fastest growing online book stores! Environmentally sound due to Print-on-Demand technologies.

Buy your books online at
www.morebooks.shop

Compre os seus livros mais rápido e diretamente na internet, em uma das livrarias on-line com o maior crescimento no mundo! Produção que protege o meio ambiente através das tecnologias de impressão sob demanda.

Compre os seus livros on-line em
www.morebooks.shop

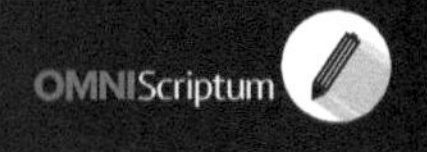

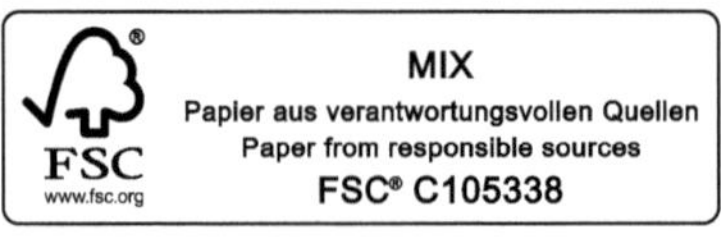